日本眼科院長獨創「視力訓練運動」

7日眼球操

お医者さんがすすめる視力回復 本物の「目の体操」7日間メニュー

大人、小孩都能做的護眼運動，一日5分鐘，視力保健操大圖解

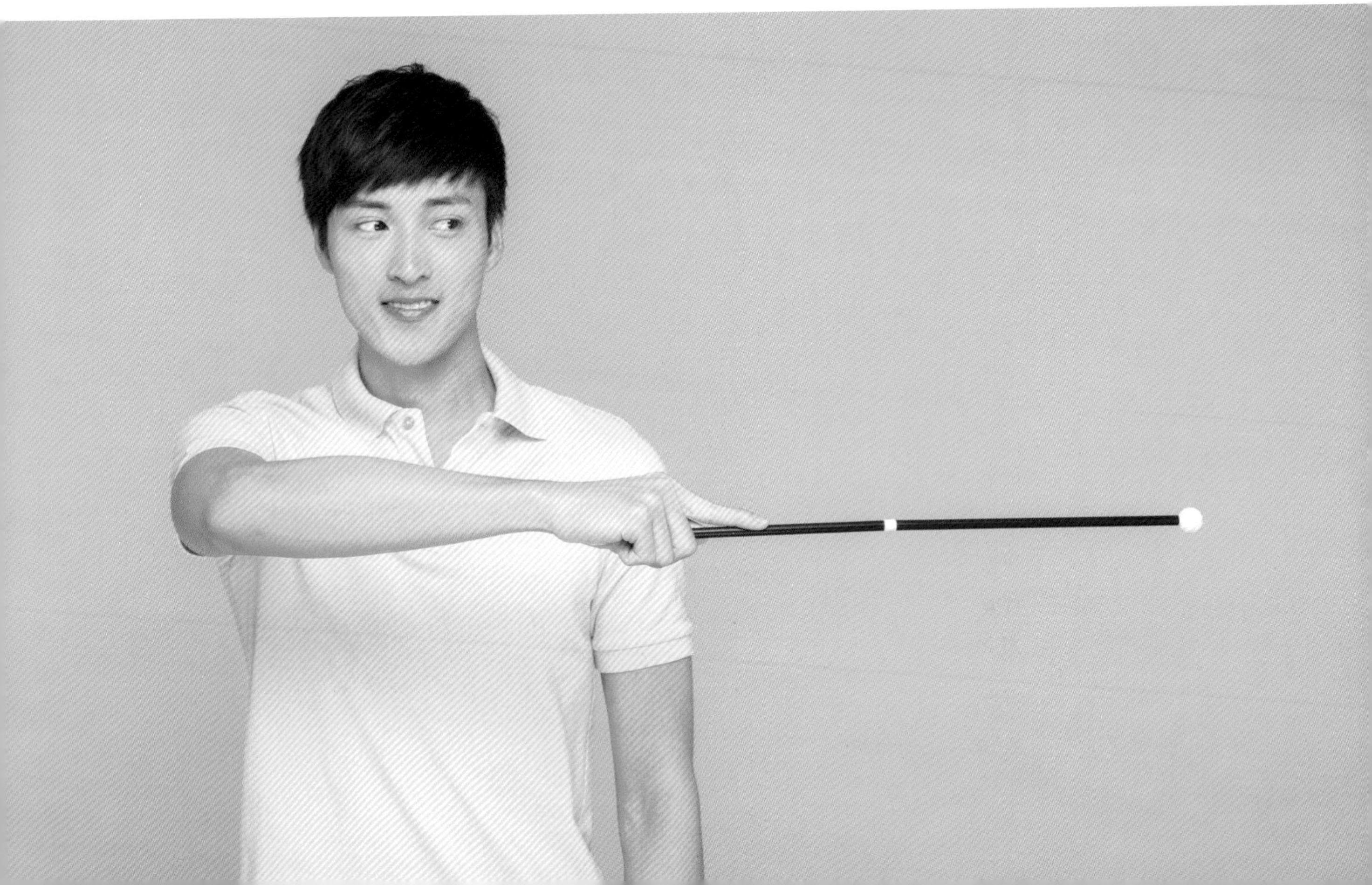

目錄

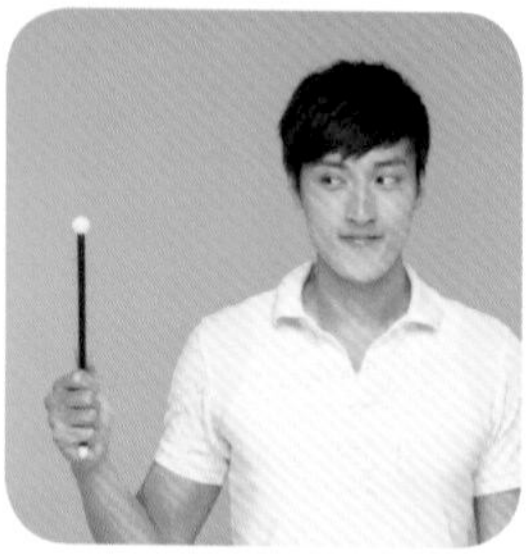
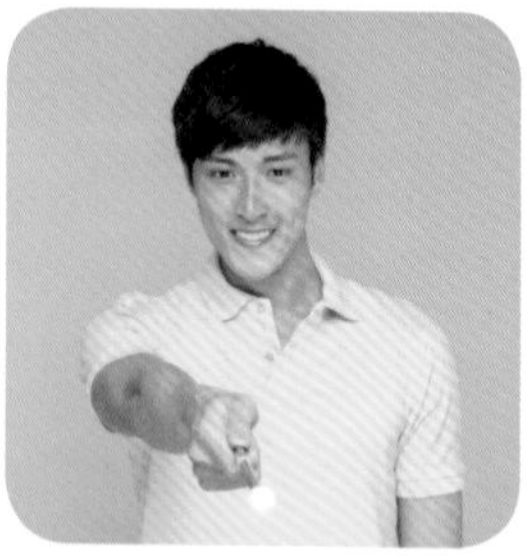
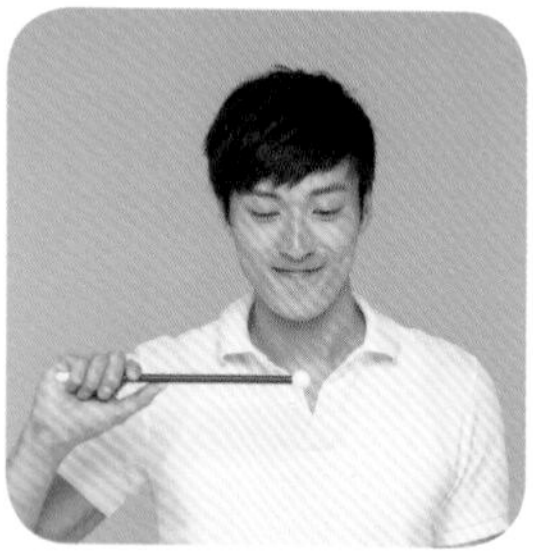
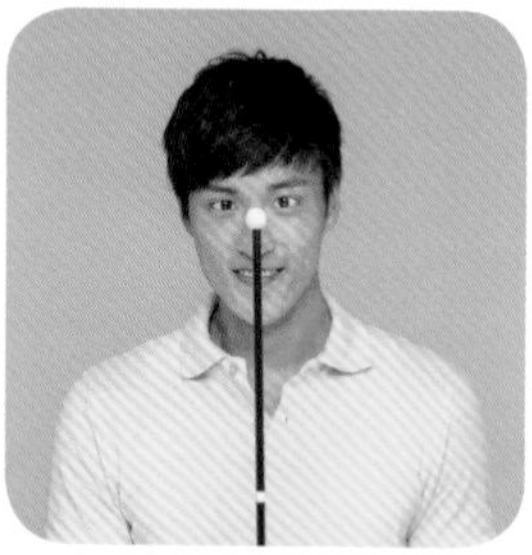

本書內容介紹

除了您現在閱讀的本文以外，本書還有4大附錄：**「嚴選視力鍛鍊3D圖」**、**「眼球操專用訓練棒」**、**「3公尺視力檢查表」**、**「視力保健穴道速查表」**。

本書前半部會針對眼球的基本構造、眼睛問題、視力矯正、治療與訓練方法等方面，輔以眼科專業醫師新見浩司的解說，為您詳細說明。接著，再以照片與簡潔的文字，解說「7日眼球操」的操作步驟。「7日眼球操」的動作相當簡單，無論大人、小孩都能輕鬆做到。了解操作步驟之後，請試著將眼光從書本移開，使用附錄的專用訓練棒練習看看！

眼科醫師嚴選３Ｄ圖

本書後半部收錄新見醫師嚴選的3D圖，若搭配「7天眼球操」實行。3D圖本身並沒有鍛鍊視力的效果，可以「7天眼球操」一起進行練習！

眼球操專用「２段式訓練棒」

練習本書介紹的「7日眼球操」時，必須以專用的2段式訓練棒作為輔助。揮動隨書附贈的訓練棒，讓眼睛盯著前端的白球，就能達到最佳的鍛鍊效果。**進行眼球操時，請不要戴眼鏡或隱形眼鏡，請以「裸眼」練習。**

視力保健穴道速查表

本書特別收錄穴道速查表，介紹臉部、頭部、手部周圍的6大穴道。做完每日的眼球操後刺激這些穴道，保健視力就能全面俱到。

３公尺視力檢查表

本書附有視力檢查表，請將此表放大影印後貼在牆面上，距離3公尺左右觀看，藉此確認眼球操的保健效果。

「２段式訓練棒」組合方式

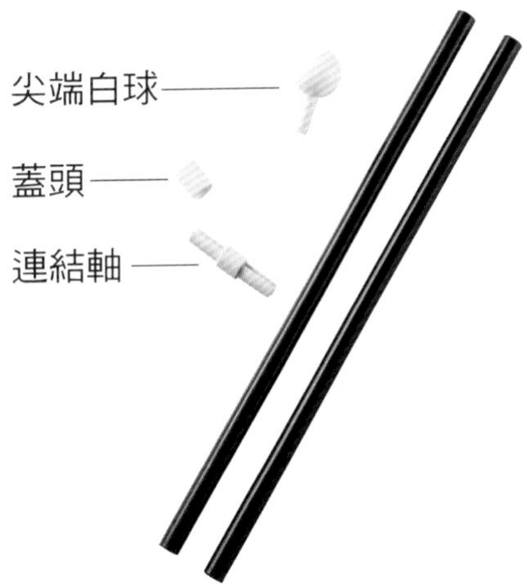

❶ 訓練棒由5項零件組成：尖端白球（球狀）、空心管（黑色2支）、蓋頭和連結軸。
❷ 將「蓋頭」塞住其中一支空心棒。
❸ 以「短訓練棒」進行眼球操時，直接裝上尖端球即可。
❹ 以「長訓練棒」進行眼球操時，請裝上連結軸，連結另一支空心管後，在前端裝上尖端白球。

※各零件和空心管的連接鬆散時

空心管和連結軸、尖端白球在組合時，可能會有鬆動的現象。這時，請轉動連結軸或尖端白球，固定在較緊的地方。如果還是無法固定，請纏上透明膠帶，或在內部以雙面膠黏貼固定。

低頭族、銀髮族、兒童學生
一定要做的「7 日護眼操」

和過去相比，現今社會中視力不好的人越來越多了！雖然原因不一而足，但最大的因素還是在於電視、電腦、電玩的普及，使我們在日常生活中，越來越習慣盯著近處看。

現代人只要稍微看不清楚，就立刻戴眼鏡或隱形眼鏡矯正。其實，這種早期矯正也是讓近視度數惡化的主因。因為在還是假性近視的階段就隨便加以矯正，有時反而會成為度數加深的元凶。

近視度數尚淺就馬上戴眼鏡，再加上只看近處，度數當然會惡化。然後，又因為度數加深而增加眼鏡的度數，陷入惡性循環，讓近視更嚴重。

為了解決這些問題，本人研發了「7日眼球操」。**如果你習慣只看近處，或是常有眼睛疲勞、起霧、視線模糊等問題，不妨試試「7日眼球操」，一天就算只做幾分鐘也沒有關係。**

▶一日一操，告別雙眼痠澀，讓大腦更年輕！

7日眼球操的動作以「追瞄」及「跳視」為訓練主軸，讓眼球做「眨眼、睜眼、看左、看右、看上、看下、看近、看遠」等8個動作。

「追瞄」屬於「慢速動作」，讓眼球專注在標的物不動，藉著移動臉部以提升動態視力(註)。「跳視」則屬於「快速動作」，透過眼睛的瞬間移動，搭配3種不同的視物速度，刺激大腦整合資訊的能力。

接下來，本書將介紹簡單的「7日眼球操」，無論是誰都做得到。另外，本書還附有「眼球操專用訓練棒」等保健視力的各種附錄，請善用本書找回您健康的雙眸。

新見眼科院長　新見浩司

註：動態視力是指眼睛在觀察移動的物體時，
捕捉、分析影像的能力。

part 1

「眼睛」這台相機，是如何運作的？

你的眼睛，其實比相機還厲害！

簡單來說，眼球的結構和相機一樣，都是由光圈決定讓多少光線通過，進而形成影像。

眼球中特別重要的5個部位，分別是「角膜、結膜、瞳孔、水晶體」及「視網膜」。

眼球的「角膜」和角膜內側的「水晶體」，相當於相機的鏡片；「瞳孔」由「虹膜」調整大小，相當於光圈；「視網膜」則用來形成影像，等同於傳統相機的底片，換作數位相機就是感光元件（參考圖❶、圖❸）。

實際上，在視網膜形成的影像會上下顛倒，最後由大腦將影像轉正，成為我們實際看到的影像。

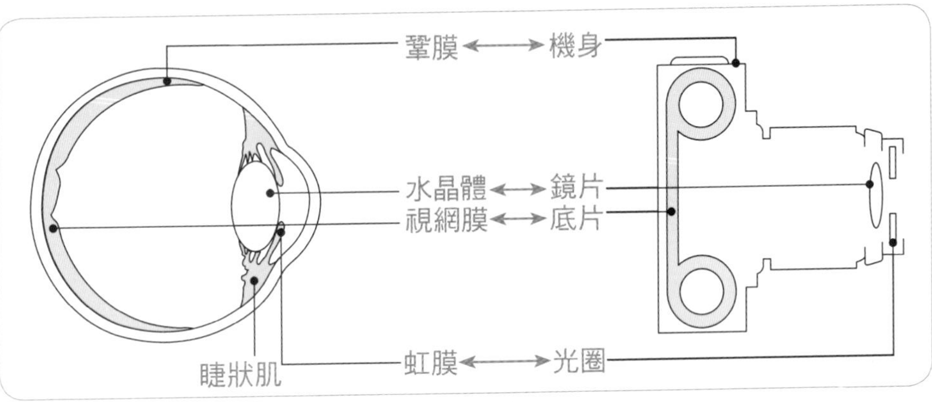
鞏膜←→機身
水晶體←→鏡片
視網膜←→底片
虹膜←→光圈
睫狀肌

圖❶

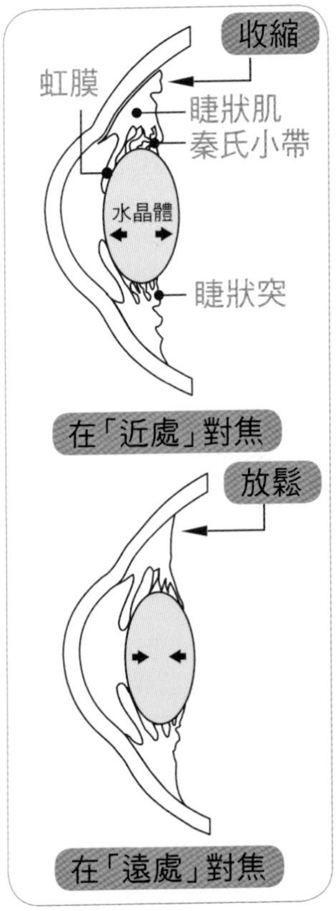
收縮
虹膜
睫狀肌
秦氏小帶
水晶體
睫狀突
在「近處」對焦
放鬆
在「遠處」對焦

圖❷

眼睛靠「水晶體」自動對焦

水晶體的厚度變化，讓眼睛得以對焦。如圖❷所示，當眼球內側的睫狀肌收縮時，會使連接水晶體的懸韌帶放鬆，讓水晶體變厚。相反地，當睫狀肌放鬆時，水晶體會受到懸韌帶拉扯而變薄。當水晶體變薄，焦距會對在遠處；而水晶體變厚，焦距則對在近處。

睫狀肌可以正確調整水晶體厚度，讓焦點準確落在視網膜上。這就是「正視」，也就是健康的眼球。

瞳孔＝光圈，調節進光量

外界的光線會經由瞳孔進入眼球內側。**瞳孔在暗處會放大，以便吸收光線，相反地在光亮處則會縮小。**

瞳孔除了調節光線，也有調節焦距的功能。瞳孔縮小雖會降低亮度，卻可以讓物體看起來更清晰銳利。相反地瞳孔放大時，看起來則有些模糊。

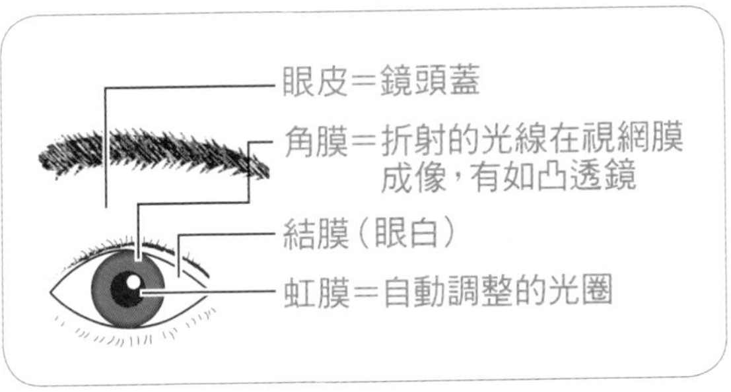
眼皮＝鏡頭蓋
角膜＝折射的光線在視網膜成像，有如凸透鏡
結膜（眼白）
虹膜＝自動調整的光圈

圖❸

part 2 眼睛，為什麼會出問題？

▼怎樣才算「視力好」？

睫狀肌處在放鬆不用力的狀態，也就是水晶體變薄時，眼睛的焦距會對在最遠處。眼球在放鬆狀態下對焦的位置，可以判斷我們是近視、遠視還是正視。**正視的眼球在睫狀肌放鬆、完全不發揮任何調節力時，可以對焦到無限遠。**

▼「遠視」的人看東西最費力！

如果在完全放鬆的狀態下，焦距對到比無限遠還遠的地方，就是遠視。以遠視的眼睛看東西，焦點會落在視網膜後方某處，造成折射異常。

遠視的人在對焦時要用力，使睫狀肌緊繃。起初對焦在最遠處，接著慢慢讓焦點移到近處，因此花費的力氣會比正視的人出許多。

▼水晶體無法正常調節，就是近視眼

近視的眼睛在完全放鬆的狀態下，焦點會落在近處，但因為水晶體無法變得更薄，所以沒辦法在遠處對焦。**近視的時候，焦點會落在視網膜前某一點，因此視網膜的成像會顯得模糊不清。**一般來說，近視大致上可以分為「折射性近視」與「軸性近視」兩種。

▼「假性近視」是怎麼一回事？

如果長時間持續觀看手邊的書籍或電腦螢幕，接著突然看向遠處，也會無法對焦。這種暫時的凍結狀態，是因為調節焦距的肌肉出現暫時性的僵硬，也是因為長時間過度用眼，才使得調節機能失靈。這個階段俗稱「假性近視」，專業術語則稱為「調節緊繃」。

▼假性近視不處理，一定會惡化！

長期處在「調節緊繃」的狀態下，眼睛會順應環境，即使在不緊繃時也讓焦距在近處對焦，形成「折射性近視」。**調節緊繃如果持續惡化，會進而固定下來，睫狀肌的緊繃程度一旦固定，水晶體就會無法恢復，**持續處在較厚的狀態。幾乎所有近視的案例都是在調節緊繃時沒有早期發現、妥善處理，才惡化成折射性近視。

高度近視者的眼睛，「眼軸」長度多半會增加。眼球一旦往前後方向延伸，就會變得比較容易在近處對焦，所以日常生

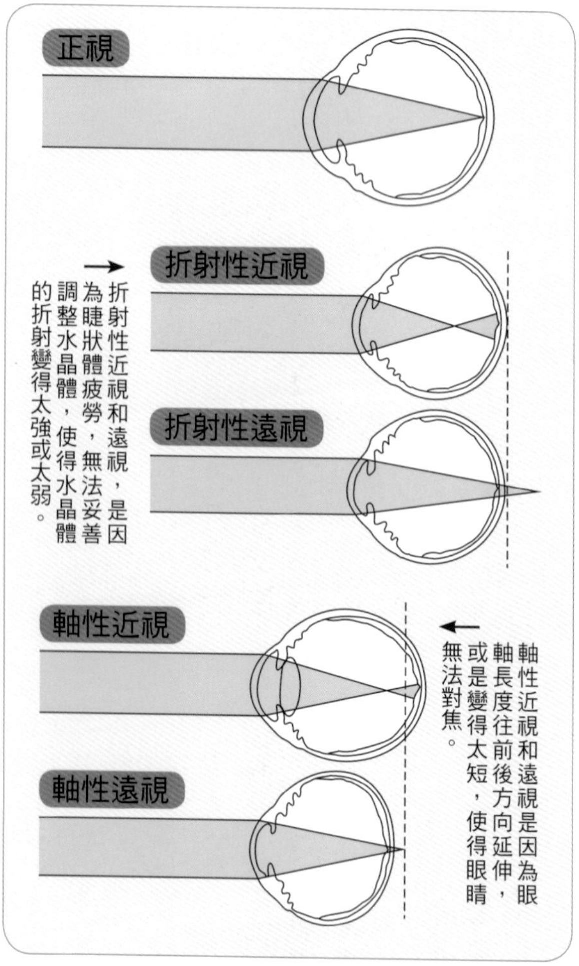
正視
折射性近視
折射性遠視
→折射性近視和遠視，是因為睫狀體疲勞，無法妥善調整水晶體，使得水晶體的折射變得太強或太弱。
軸性近視
軸性遠視
←軸性近視和遠視是因為眼軸長度往前後方向延伸，或是變得太短，使得眼睛無法對焦。

圖❹

活中經常看近處的話，眼軸也會隨之改變。近視初期只是水晶體發生暫時性的緊繃，稍作放鬆就能恢復原狀；然而眼軸一旦伸長，就不能再縮回去。近視惡化後無法恢復，就是因為眼軸變長，形成「軸性近視」的緣故。

▼老花眼其實是眼球「對焦能力」衰退

遠視、近視是眼睛在完全放鬆的狀態下，焦距對在錯誤的地方，而老花眼則起因於「對焦力量衰退」。就算年輕時視力良好，可以看近又看遠，隨著年齡增長，對焦的力量也可能因退化而無法充分發揮，偏偏近處又必須收縮睫狀肌才能對焦，所以會看不清楚，形成所謂的老花眼。所以老花眼不等於遠視，無論是遠視、近視或正視，都可能得到老花眼。

近視的話，裸視時會對焦在近處，所以即便得了老花眼，只要拿下眼鏡依舊能看得清近處。不過戴上眼鏡，變成等同正視的狀態後，反而不容易看清楚近處。遠視的人原本在30～40歲時都能將焦點對在30公分左右，但從50歲開始摻雜老花眼後，無論遠近都對不到焦，變得很難看清楚景物。

我們常說近視的人不容易老花，但其實只是不容易發現自己有老花眼而已！遠視的人焦點本來就對在遠處，所以比較容易發覺老花，相反地，近視的人拿下眼鏡後，焦點對在近處，因此並不容易察覺。

▼你的「散光」，究竟是哪一種？

人的眼球不全是完美的球體，有些人的眼球呈現橢圓形，像上下或左右壓扁的橄欖球。角膜與水晶體如同相機的鏡片，如果縱軸和橫軸長度不同，就容易形成「規則性散光」。

一旦縱軸與橫軸的弧度不同，看東西時通過縱軸的光線會對焦在近處，而通過橫軸的光線則對焦在遠處，完全無法配合。散光依對焦位置不同，可以分成「近視性散光」、「遠視性散光」、「混合性散光」。**「近視性散光」縱軸和橫軸對焦在視網膜前的不同地方；「遠視性散光」縱軸與橫軸都對焦在視網膜後的不同地方，而「混合性散光」則是一邊焦點在前、一邊焦點在後。**

如果在符合縱軸焦點的距離看東西，橫軸會變得模糊，但改成適合橫軸的距離，縱軸又變得模糊，這就是「規則性散光」。以散光鏡片矯正可以消除這段差距，讓縱軸與橫軸對焦在相同位置。所以矯正規則性散光的眼鏡，使用的鏡片縱軸與橫軸弧度不同，才能藉此消除眼球弧度的差異。

與可以靠眼鏡矯正的「規則性散光」不同，「不規則散光」因為眼球表面凹凸不平，光靠眼鏡無法矯正。如果偏差程度較輕，可以用隱形眼鏡挽救，太嚴重就必須手術矯正了！

▼電動、電視，讓你的視力越來越糟

據說近視有2大主因：遺傳與環境，但如果硬要挑一種，環境因素的影響力似乎又比遺傳來得更大。

某項實驗把小雞分成2群，一群養在擁擠的箱子、另一群養在寬敞的箱子，放置一定期間後進行調查。結果在小箱子長大的小雞眼軸長度明顯增加，養在大箱子的小雞則較無變化。

這個實驗結果告訴我們，**如果長期待在擁擠的地方，會過度使用對焦的力量，導致眼軸伸長，**由此證明環境因素的確會讓近視惡化。

因此，毫無疑問地，**環境造成的負擔會拉長眼軸。**人類

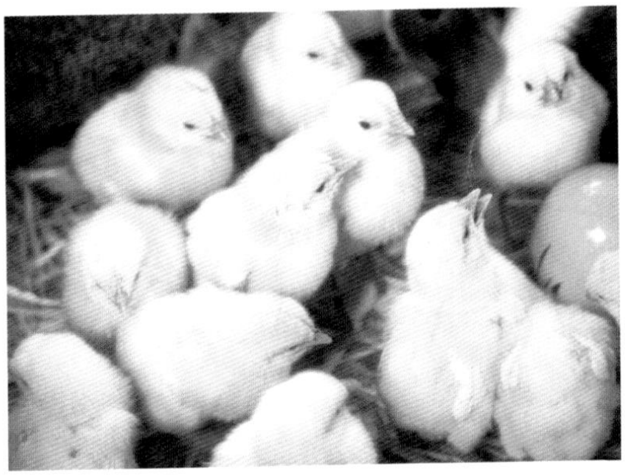

的眼球大約發展到3歲左右。嬰孩剛出生時是遠視，隨著年紀增長，對焦的力量會慢慢減弱，按照正常的成長模式，一歲左右的嬰孩還有嚴重的遠視，2到3歲則會變成輕度遠視或正視。相反地，如果這種成長模式太過頭，就會形成近視。

如果看近處的機會較多，焦點會慢慢往近處移動，造成近視。現在越來越多的小孩長時間沉迷電玩，因此視力也越趨惡化。

從統計學的角度來看，50年前的高中生只有2成的人戴眼鏡，但到了現在，視力未達1.0的高中生增加至5到6成。可見電視和電玩的普及，讓他們經常觀看近處，造成近視嚴重惡化。

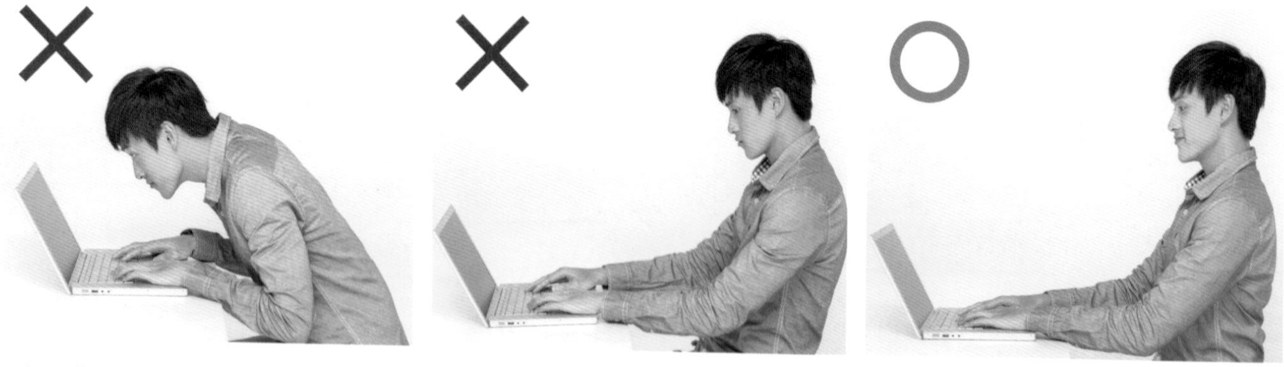

▲如果像左圖一樣彎腰駝背，與電腦螢幕的距離會太近。中間圖片的姿勢雖然和螢幕有段距離，但所視物體在眼睛的正對面。右圖的姿勢最理想，與螢幕保持距離，視線則微微往下。

▼姿勢正確、光線充足很重要！

預防近視的2大重點是：❶正確的姿勢、❷充足的光線。

如果姿勢不良，眼睛過於接近物體，會造成不必要的緊繃。**另外在人腦的認知中，比較容易「暫時對焦在比眼睛低一點的物體」上，而不是「正對面」**。如果姿勢正確，視物目標會比眼睛稍微再低一點，因此不容易近視。

此外，如果視野遭到物體遮蔽也比較容易近視，例如，角膜有傷口導致視力模糊，會帶來干擾而不容易對焦，間接導致近視。

再來是光線的問題。當我們處在明亮的場所，瞳孔會自然縮小，這時以相機來比喻就是「景深增加」，因此不用多費力氣調節，就能輕鬆地對焦。這就是為什麼當我們在明亮的室外，幾乎不用費就能清晰對焦的原因。因此，只要讓房間燈光明亮，眼睛就不會產生無謂的緊繃，有助於預防近視。

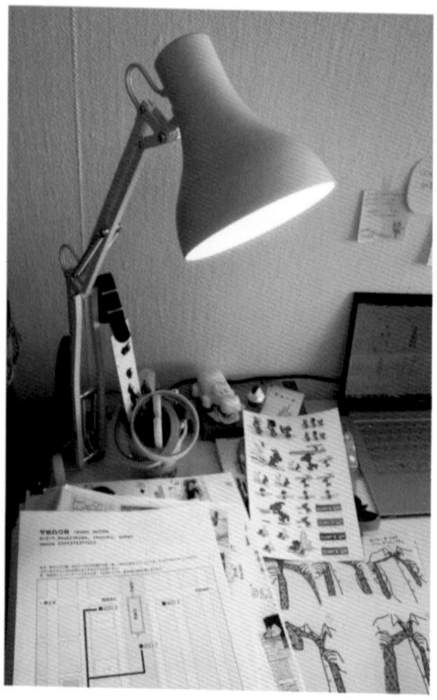

保護雙眼，請遠離「藍光」

紫外線有害眼睛的說法所言不假，而電腦等產品釋放的藍光很接近紫外線，可能也對眼睛有害，所以抗藍光的專用眼鏡目前十分暢銷。近期的液晶，尤其是色彩鮮明的IPS液晶等，藍光似乎比一般傳統螢幕多。

雖然藍光是否有害視力還有討論的空間，但可以確定的是，藍光的確比較容易造成眼睛疲勞。

其他眼睛問題

乾眼症

乾眼症是淚液的質與量產生變化，使眼球表面變得乾燥所引發的眼疾，嚴重時會傷害角膜與結膜。乾眼症發生的原因很多，諸如：眼睛過度觀看VDT（Visual Display Terminals，也就是電腦、電視、手機等顯示裝置），或是身處乾燥的場所、配戴隱形眼鏡等等。

白內障

所謂的白內障就是眼球裡的水晶體混濁，使人覺得視力衰退，這是水晶體內的水晶體蛋白（Crystallin）產生變化所造成的。

白內障以隨著年紀增長而發病的「老年性白內障」為最多，其他也有因為糖尿病、異位性皮膚炎等疾病，或是因為類固醇、精神藥物等藥品副作用而造成的，也有因為天生水晶體混濁而形成的「先天性白內障」。

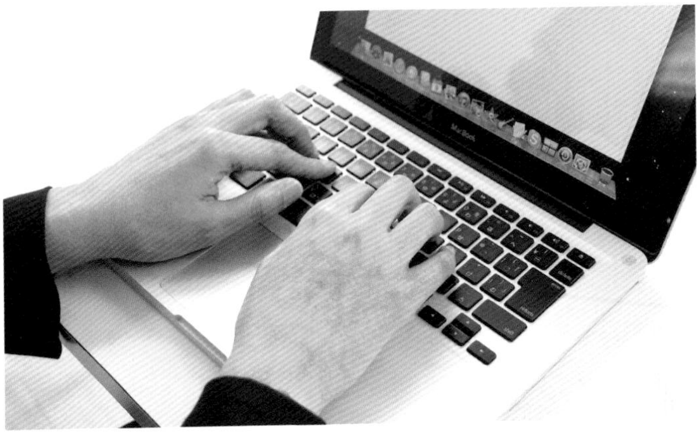

▲電腦、平板、智慧型手機、電玩等等使用的液晶螢幕會射出藍光，是導致眼睛疲勞的主要原因。

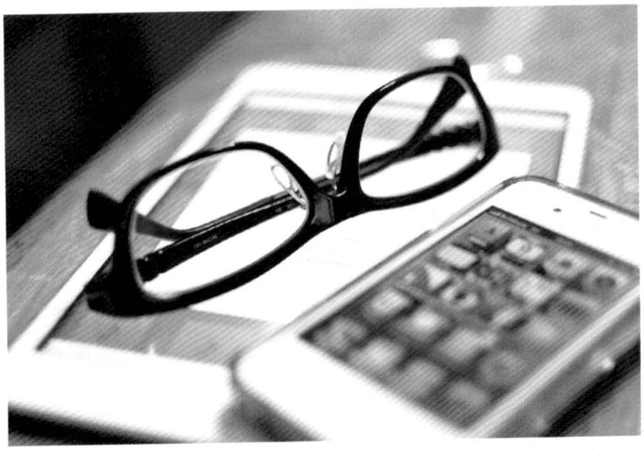

▲最近很流行在眼鏡上加裝抗藍光鏡片。

青光眼

青光眼是腦部的視神經器官發生問題，導致視力範圍變得狹窄。大部分的患者都屬於「慢性青光眼」，惡化速度較慢，此外也很少兩眼同時惡化的案例。

除此之外，青光眼較少有疼痛或視力減退等症狀，所以相對地難以察覺。青光眼最糟的情況會導致失明，因此早期治療相當重要。

part 3

你該知道的「視力保健」方法大解析

▼最常見的3種矯正近視的方法

眼鏡

以往多半使用玻璃製成的鏡片，現在則以輕便安全的塑膠鏡片為主流。遠視主要使用「凸透鏡」，近視則用「凹透鏡」來矯正。

我們常說眼鏡的度數要配得淺一點，這個說法所言不假。因為度數太深會讓焦點對得太遠，這時，眼睛就必須花費更多力氣，才能在近處對焦；相對地，**如果度數配得較淺，不用花太多力氣就能在近處對焦**。

隱形眼鏡

隱形眼鏡是直接帶在眼角膜上，藉此矯正視力的所有鏡片的總稱。優點是美觀、方便，除此之外，還有硬式、軟式、拋棄式等各種類型可供選擇，十分方便。然而，隱形眼鏡如果使用方法錯誤，容易傷害眼睛，造成角膜潰瘍、感染等風險。此外，也容易導致過敏，**所以必須審慎考量體質後，以正確的方式配戴使用**。

角膜塑型術

「角膜塑型術」是近年來廣受矚目的矯正方式，只要在睡覺時戴上特殊的隱形眼鏡即可矯正視力。「角膜塑型術」所使用的隱形眼鏡，在接觸角膜的內側有著多層次的弧度，所以在睡覺時配戴，就能在眼球表面壓出符合弧度的形狀，起床後拿下隱形眼鏡，眼球表面還可以維持那個形狀，即使裸視也能看得很清楚。

「角膜塑型術」所壓迫的地方，相當於皮膚的角膜上皮。因為並不能永久塑型，所以基本上每天晚上都要戴上專用的隱形眼鏡，才能在隔天看得清楚。

這個方法不用動手術，十分安全，但缺點是只能改變角膜中心部分的形狀，到了暗處瞳孔張大時，看東西的成像就會不佳。此外，人工塑型的眼球表面弧度，多半會因為偏移而產生像差，並非眼球最理想的弧度，所以成像會比戴一般隱形眼鏡差。另外，**角膜塑型術也不適用於重度近視者**。

▼你的眼睛，適合「動手術」矯正嗎？

雷射手術

「雷射手術」的原理是矯正角膜的反射程度，因為手術過程簡單，而且視力能在術後立即恢復，近來選擇雷射手術的人急遽增加。

雷射手術因為必須切開角膜，因此會使角膜變薄是它的缺點，此外，近視太深的人也不適合接受雷射手術。手術後如果近視度數再次加深，只要再做一次手術即可，但也可能因為角膜太薄，而無法再動手術。除此之外，因為雷射手術會先切斷角膜神經，再接回去，所以在神經長回去之前，容易產生乾眼症等後遺症。

ＩＣＬ

ＩＣＬ是「植入式隱形眼鏡」（Implantable Contact Lens）的簡稱，就是以手術的方式將ＩＣＬ植入眼球中（虹膜與水晶體之間）。

和雷射手術不同，如果近視度數改變，ＩＣＬ可以隨時更換鏡片，這是一大優點。此外，手術後的成像不會縮小，可以獲得高品質的視力。高度近視者如果以眼鏡、隱形眼鏡或雷射手術等方式矯正近視，會因為凹透鏡的原理，使得視網膜的成像比實際還小，**但透過ＩＣＬ矯正，視網膜的成像不會縮小，所以近視的度數越深，透過ＩＣＬ矯正的視力品質，會比其他方法還好。**

ＩＣＬ的缺點是必須把鏡片放入眼球中，所以角膜和水晶體之間的空隙（又稱為「前房」）如果太窄，就無法進行這項手術。因為水晶體會隨著年紀增長而變厚，如果前房太狹窄，遲早會使ＩＣＬ與水晶體接觸，而容易形成白內障。因此，**ＩＣＬ適合眼軸較長的高度近視者。此外，因為ＩＣＬ的鏡片本身有度數限制，輕度近視還是比較適合雷射。**

▼醫學證實，這些方法能有效保健視力

保健食品

藍莓有益眼睛健康，因為藍莓中的「花青素」，可以促使視網膜中重要的色素「視紫質」再合成，藉此提高視網膜的靈敏度。當視網膜的靈敏度提高，就算在暗處也能縮小瞳孔，所以能讓輕度近視者更容易對焦。

近來，「蝦虹素」增進肌耐力、減輕眼睛疲勞的作用也受到矚目，以適量的保健食品，搭配眼球操效果更好。此外，海鮮富含的「ＤＨＡ」、南瓜與紅蘿蔔等蔬菜中的「葉黃素」等，也都具有保健視力的效果。

眼藥水治療

這項方法是用「睫狀肌麻痺劑」（又稱為散瞳劑），點入眼睛使肌肉麻痺，抑制睫狀肌的功能。因為睫狀肌放鬆可以讓人看得比較遠，所以和下面的「望遠訓練」有同樣的效果。然而，如果在白天點眼藥水，瞳孔會持續張大好幾個小時，難以

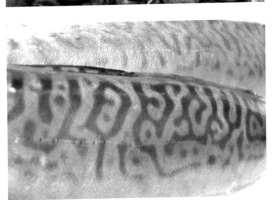

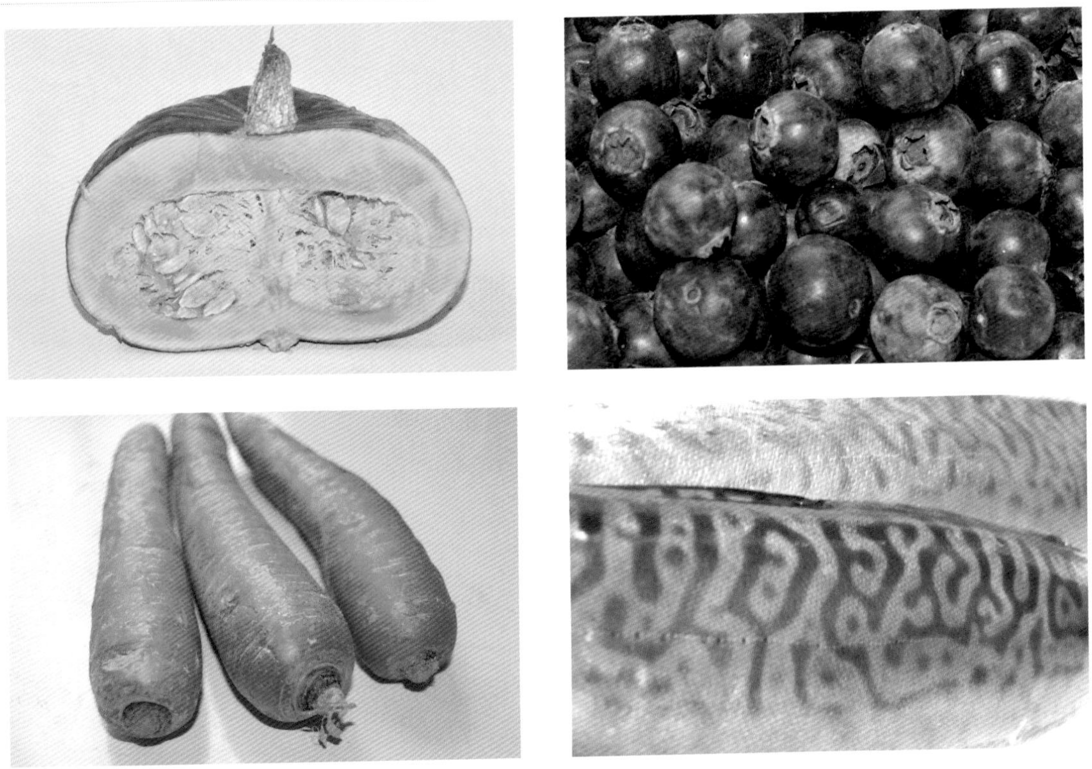

▲藍莓中含有的花青素、海鮮富含的DHA、南瓜與胡蘿蔔等蔬菜中的葉黃素，都具有保健視力的效果。

對焦，所以一定得在睡前點藥。孩童的近視突然加深時，眼科醫生常會使用這種方法治療。

望遠訓練

眼科診所常用WOC等機器進行望遠訓練，效果也不錯。以兩眼觀看機器，可以看到具有遠近感的立體圖畫，放鬆睫狀肌，讓眼睛彷彿在看遠處一樣。

3D圖

日常生活中不會產生「立體視覺」，所以短暫地給眼睛立體視覺的負擔，可以幫助眼睛做「伸展操」。3D圖的效果不錯，再搭配其他方法，更能提高成效。

充足的睡眠

想保健視力，就必須增加睡眠時間，調整生活的步調。當身體長期處於疲勞的狀態下，眼球就無法充分發揮調節力，因此早睡早起、注意生活的步調，是改善視力的不二法門。

水分的攝取

在針對老花眼的訓練中，要特別留意水分的攝取。理想上，每天大約要喝2公升的水。咖啡或紅茶等富含咖啡因的飲料，因為有很強的利尿作用，會帶來反效果。此外，含酒精的飲料也會促進排泄，使水分流失，因此同樣不推薦。

▼這些熱門偏方，真的有效嗎？

針孔眼鏡

這個方法是戴上有許多小孔的眼罩或太陽眼鏡，讓近視的人也可以對焦在遠處。因為透過針孔所形成的狀態，效果就等同於瞳孔縮小，所以就算是高度近視者，也可以在遠處對焦而看得較為清晰。

然而，這樣的方法對於改善視力並沒有效果，只是靠「針孔效果」讓眼睛暫時看得清楚罷了！因為進入眼睛的光線量減少，會使得瞳孔張大，這時就必須耗費更多的力量去調節瞳孔的大小，所以對眼睛不見得有益。

按摩

「週波治療器」是經過認可的眼科醫療器具，原理是透過「高週波震動」來改善視力，相反地，按摩這類的方法，原理則是利用「低周波震動」來舒緩肌肉的疲勞，這對改善肩頸僵硬、痠痛雖然有效，**但對眼睛保健不但不好，更容易讓眼球中的玻璃體，因為搖晃而扭曲成像，或是過度拉扯視網膜，導致視網膜剝離。**

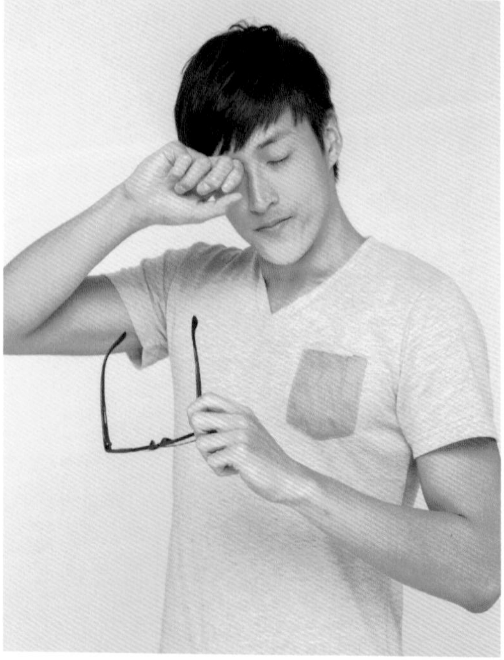

▲眼睛疲勞時千萬不要揉！

part 4 眼睛和身體一樣，每天都要「做運動」！

▼過度依賴眼鏡，小心矯枉過正！

和過去相比，現在戴眼鏡的人越來越多了！這是因為過去近視人數本來就少，而且就算稍微看不清楚，也很少會戴眼鏡矯正。相反地，現代人只要稍微看不清楚，就會立刻戴上眼鏡。雖然戴眼鏡可以矯正視力，輔助眼球在遠處對焦，但在這個狀態下看近處，就只會讓度數加深。

這時，如果又因為看不清楚而增加眼鏡的度數，反而會造成眼睛負擔，而使度數進一步加深，陷入惡性循環。因此，**只要在近視度是固定之前，盡可能地減輕眼睛的負擔，就能預防度數的加深**。就這點來說，眼球操相當有效。眼球操最大的目的，是以巧妙的手法舒緩眼睛，而不是一味增加負擔。

▼每天5分鐘眼球操，擁有健康雙眸！

如果是「假性近視」或「折射性近視」初期（參閱第6頁），每天做眼球運動操，能預防惡化。如果持續惡化，形成「軸性近視」，透過眼球操雖然無法改善，但可以阻止惡化。

長時間打電玩或盯著電腦螢幕看，會讓眼睛拚命拉近焦距，加上缺乏運動，眼睛和肩膀會僵硬得不得了！這麼一來，就會陷入調節緊繃的狀態（也就是假性近視），無法看清楚遠處。至於老花眼，只要做眼球操，就能減低惡化程度，退回符合實際年紀的程度，甚至讓眼睛比實際年齡還要年輕！

▼每天勤做眼球操，「3大效果」立顯

眼球操成效有3：可以透過運動，直接增加睫狀肌與眼外肌的力量，並且刺激大腦，提升影像處理的能力。

雖然眼球操不會讓您的世界產生驚天動地的改變，但和什麼也不做的人相比，一定可以讓疲勞的雙眼獲得療癒，而較嚴重的人也能減少眼鏡的使用頻率、延後戴老花眼鏡的時間、抑制近視的惡化等等。

實際在我們視網膜上形成的影像，其實並不鮮明，必須經過大腦的處理，才能感受到清晰的景象。做了眼球操後，就算近視度數實際上並未減輕，仍然可以增進腦部處理圖像的能力，使眼前所見景物比以前鮮明。除此之外，眼球操也能大幅提昇動態視力，讓我們更容易分辨動態物體，或是追蹤瞬間掠過眼前的東西。

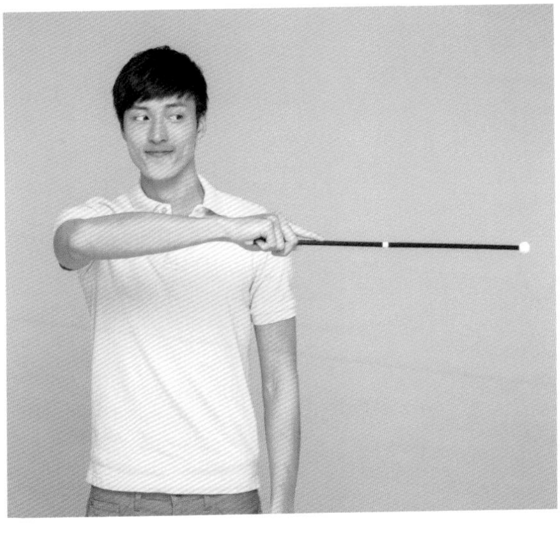

▲ 勤做眼球操，身心靈都變年輕！

護眼大作戰「7日眼球操」

接下來將說明如何實際使用眼球操訓練棒，進行眼球操鍛鍊。

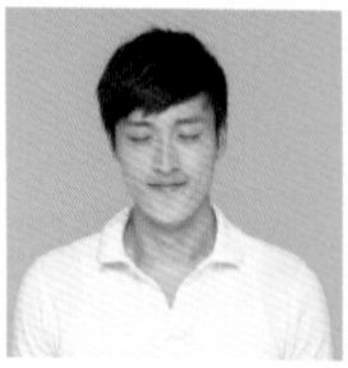
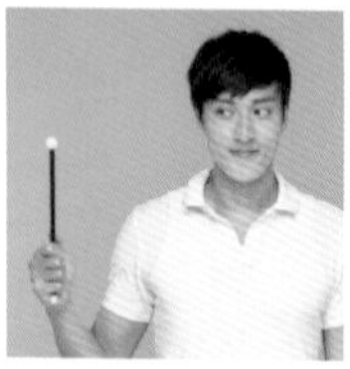

基本動作
P16 ~ P17 近距離〔**動眼**〕運動

day 1

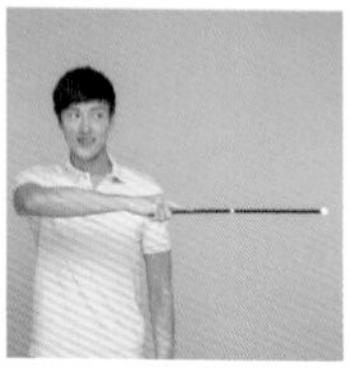
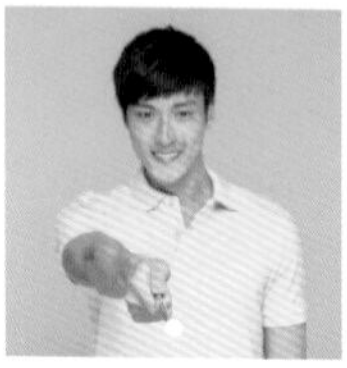

第 1 天
P18 ~ P19 左右上下〔**動眼**〕追瞄 & 跳視運動

day 2

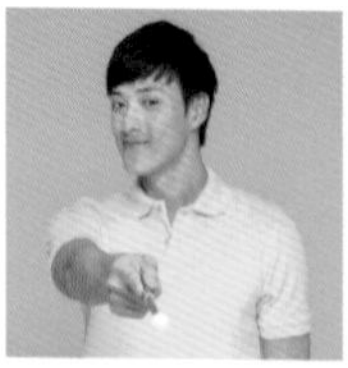
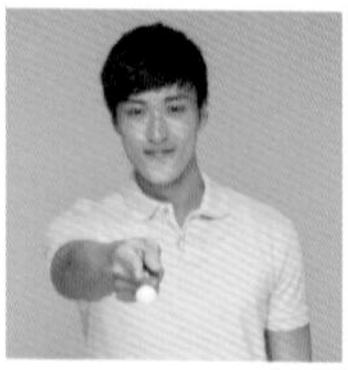

第 2 天
P20 ~ P21 凝視〔**動臉**〕追瞄運動

day 3

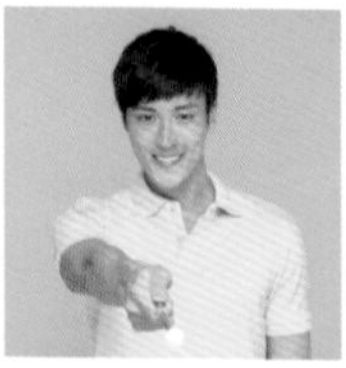
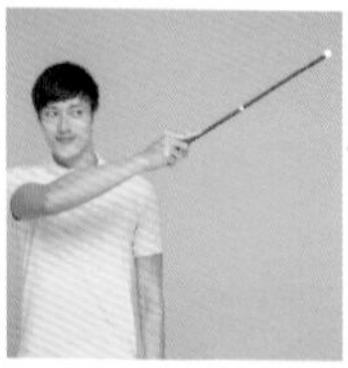

第 3 天
P22 ~ P23 左上右下〔**動眼**〕追瞄 & 跳視運動

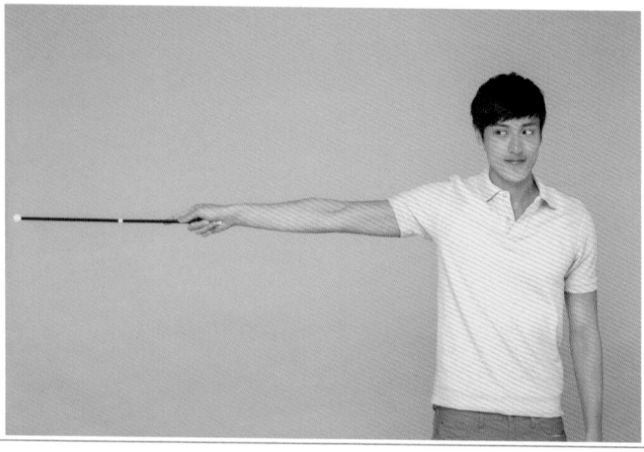
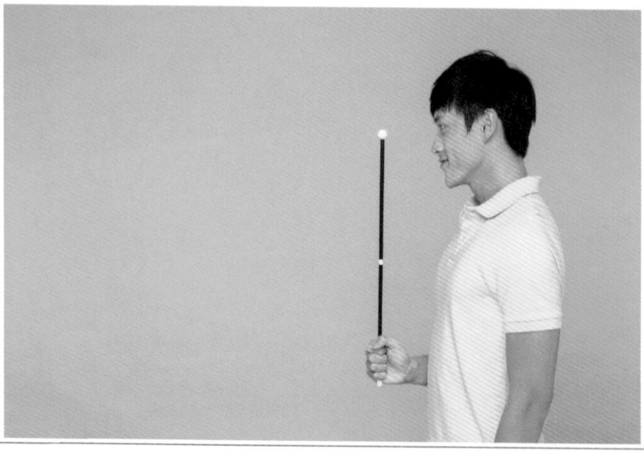

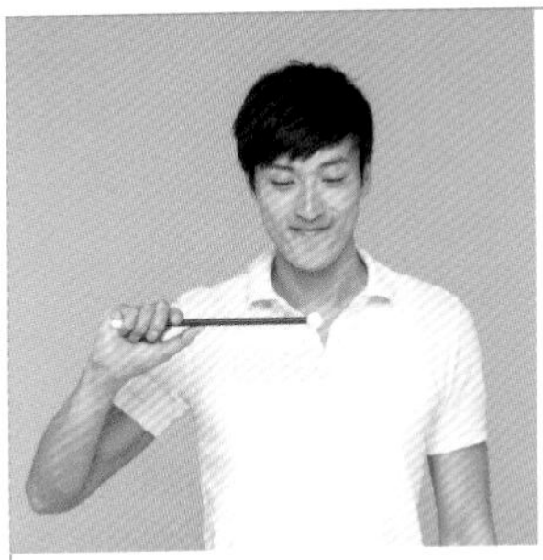
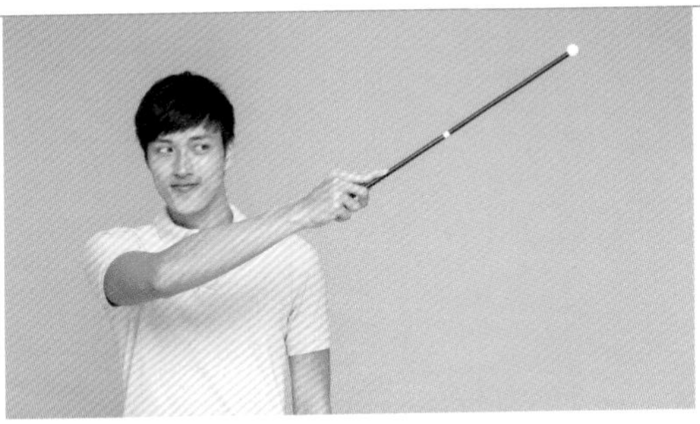
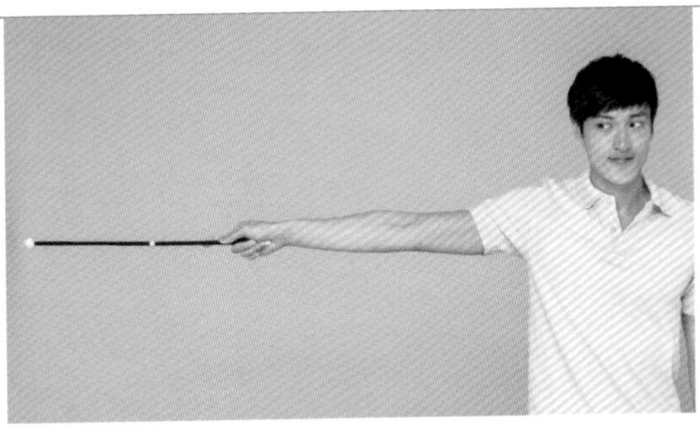

day 4
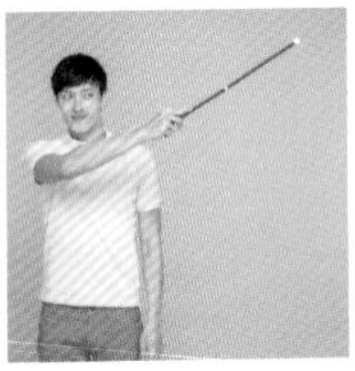
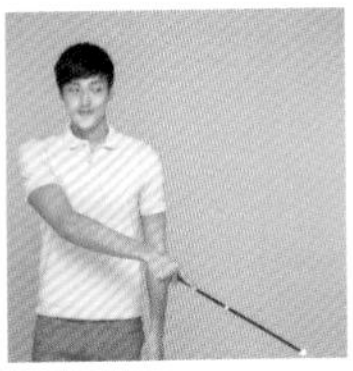
P24 ～ P25
第 4 天
Z 字形〔動眼〕
追瞄 & 跳視運動

day 5
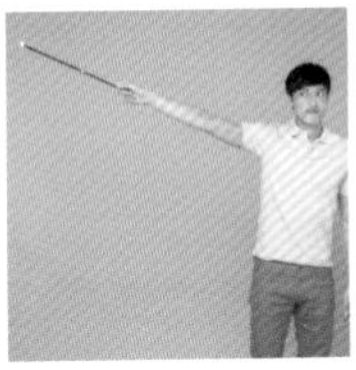
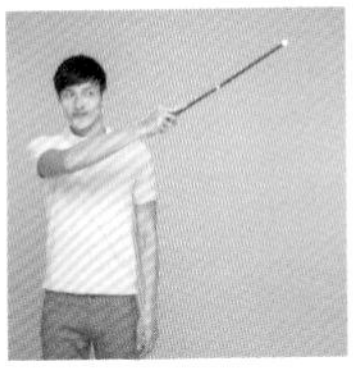
P26 ～ P27
第 5 天
8 字〔動眼〕
追瞄 & 跳視運動

day 6
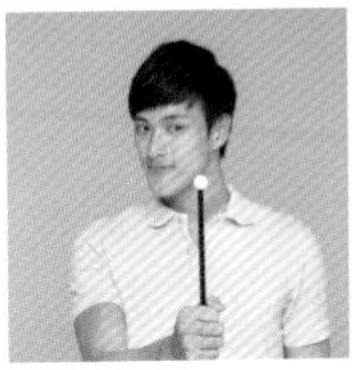
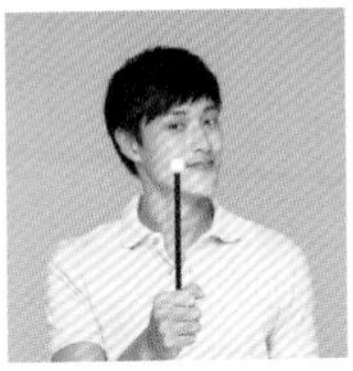
P28 ～ P29
第 6 天
8 字〔動臉〕追瞄運動

day 7
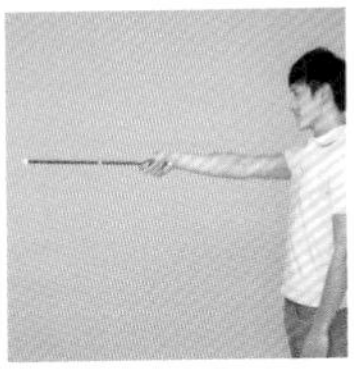
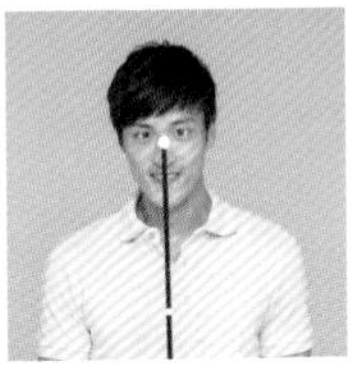
P30 ～ P31
第 7 天
鬥雞眼〔動眼〕
追瞄 & 跳視運動

※「追瞄運動」指的是較緩慢的動作，而「跳視運動」則是快速的動作。
搭配不同的速度反覆進行，可以進一步提升訓練的效果。

暖身操 ➡ 3D圖 ➡ 7日眼球操

練習基本動作
〔第16～17頁〕

觀看3D圖
〔第34～43頁〕

練習每日眼球操
〔第18～31頁〕

基本動作

開始每日的眼球操之前，一定要先做以下的基本動作。此外，在工作中感到眼睛疲勞，或是搭車通勤時，也能透過練習基本動作來舒緩疲勞。

使用短訓練棒（一截式）

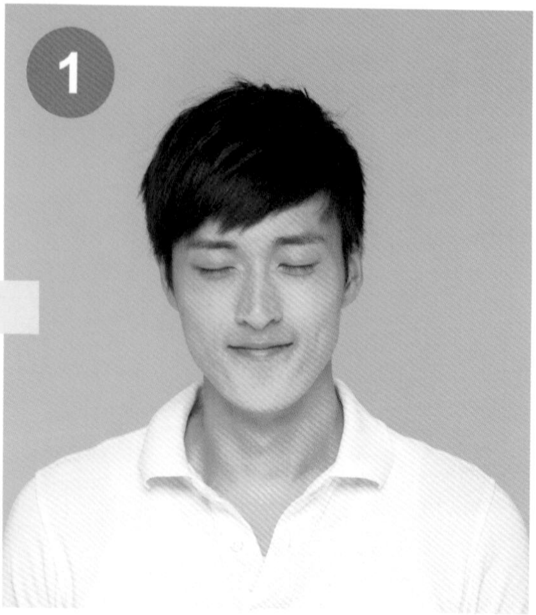

用力閉緊雙眼，維持約8秒。

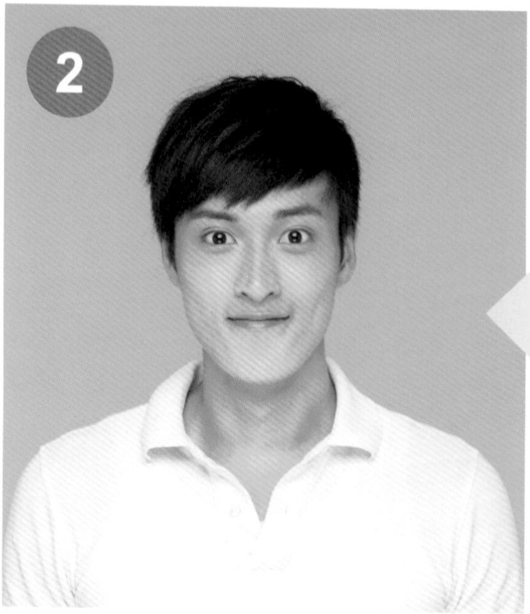

盡量睜大雙眼，用力撐住，維持約8秒。

重複❶～❷的動作2次。

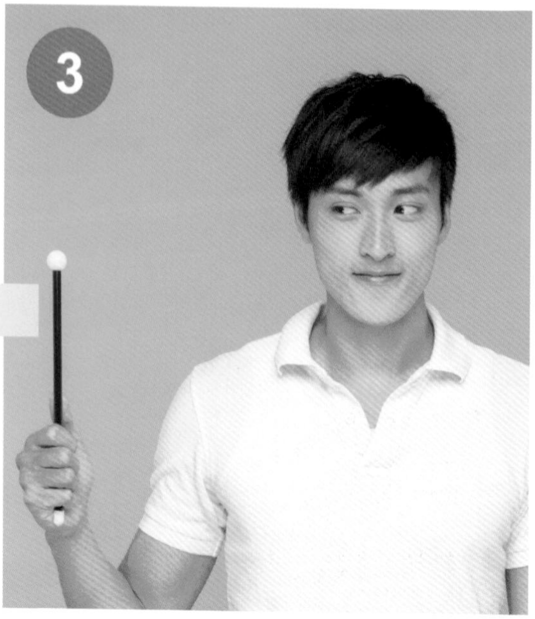

將訓練棒擺在臉部右側視野可及範圍的最邊緣，看著頂端圓球，維持約8秒。

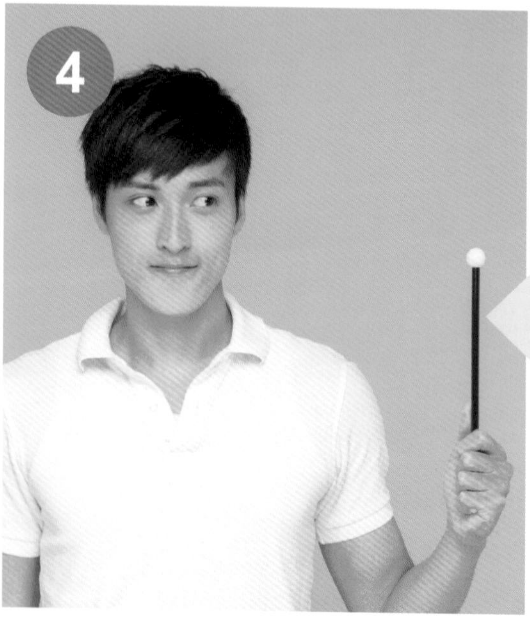

接著，擺到左側視野可及範圍的最邊緣，同樣看著頂端圓球，維持約8秒。

臉朝正面不動，只移動眼球。
重複❸～❹的動作2次。

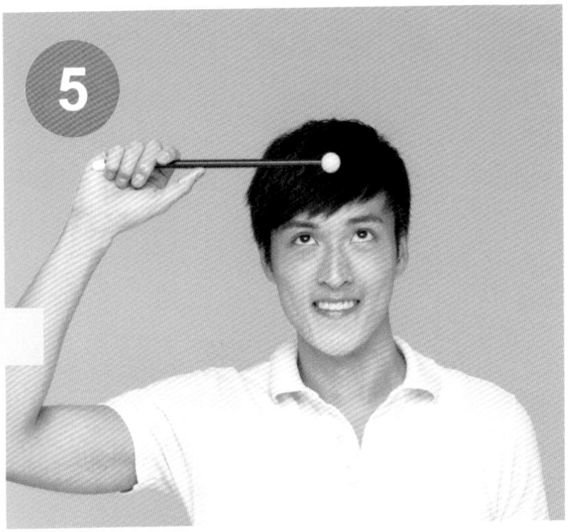

將訓練棒擺在頭部上方視野可及範圍的最邊緣，看著頂端圓球，維持約8秒。

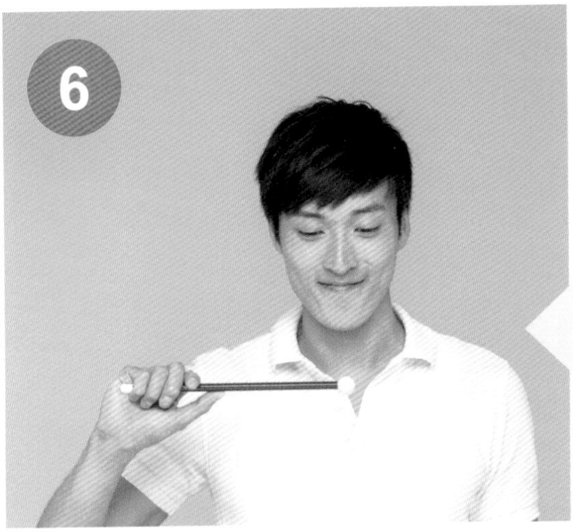

接著，擺到頭部下方視野可及範圍的最邊緣，同樣看著頂端圓球，維持約8秒。

臉朝正面不動，只移動眼球。
重複❺～❻的動作2次。

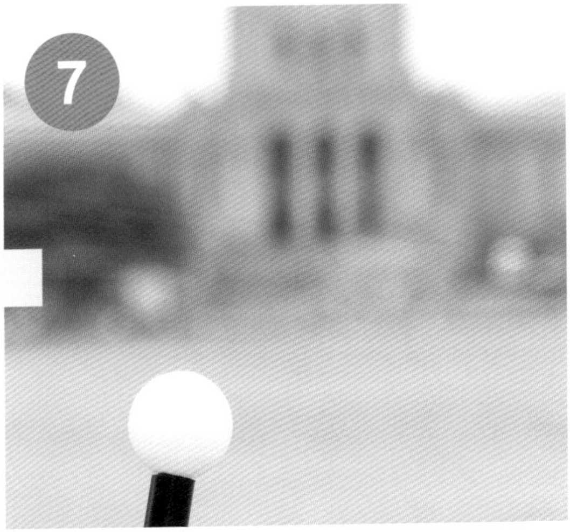

手持訓練棒定住不動，將焦點對在前端圓球，維持約8秒。

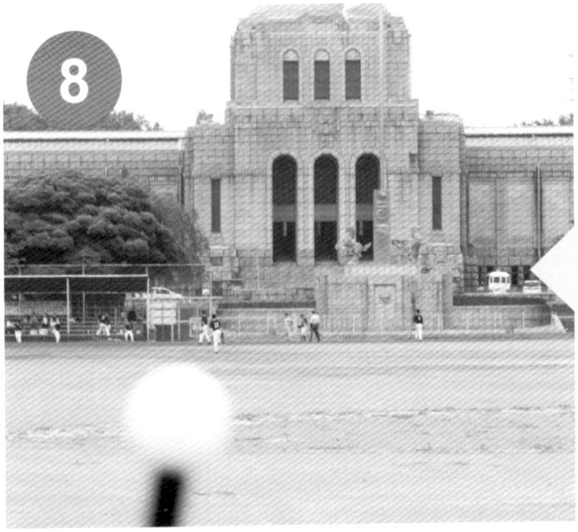

同樣拿著訓練棒不動，接著看向遠方的某項物體，維持約8秒。

重複❼～❽的動作2次。

※做完基本動作後，試著練習觀看第34～43頁的3D圖2至3張，接著開始練習每日的眼球操。

「呼吸」是重點！

★練習「追瞄運動」（緩慢動作）時……
將訓練棒從「身體正前方移到邊緣兩側」時要「吸氣」
將訓練棒從「邊緣兩側移到身體正前方」時要「吐氣」
★練習「跳視運動」（快速動作）時……
可以在每次的動作中重複「吸」、「吐」、「吸」、「吐」，記住呼吸的節奏。

第1天

左右上下〔動眼〕追瞄&跳視運動

上下或左右揮動指揮棒時，盡量拿得離身體遠一點。

臉部面向正前方固定不動，盡可能地活動眼球。

使用長訓練棒（二截式）

基本動作 ➡ 3D 圖 ➡ 眼球操

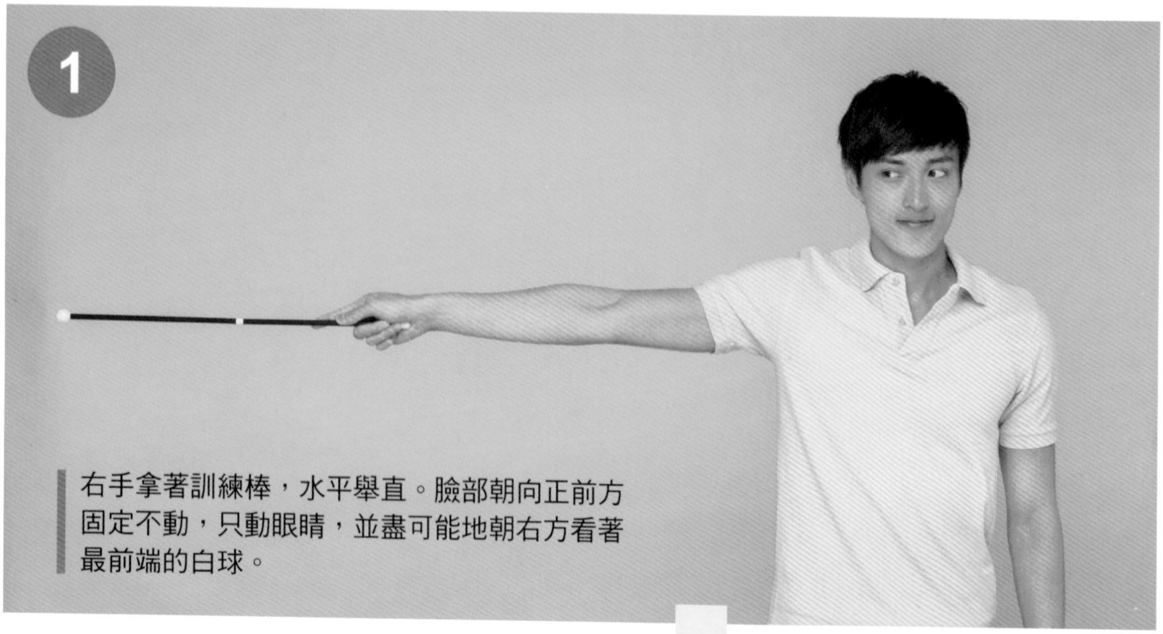

1 右手拿著訓練棒，水平舉直。臉部朝向正前方固定不動，只動眼睛，並盡可能地朝右方看著最前端的白球。

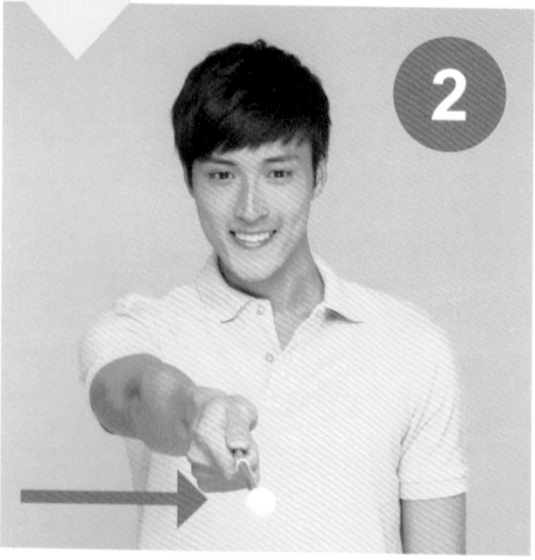

2 持續盯著最前端的白球看，將訓練棒移到正前方。

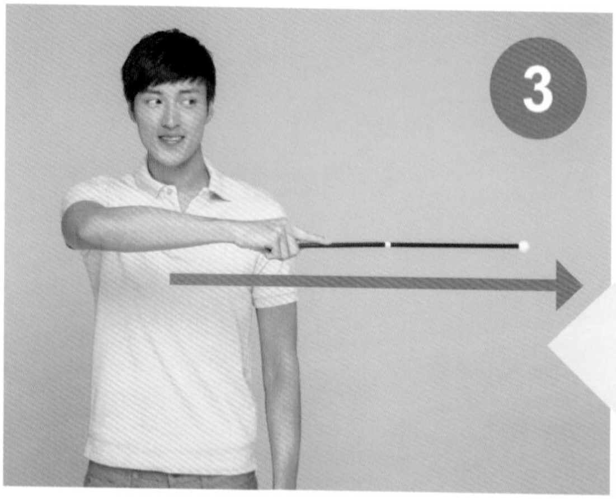

3 持續盯著最前端的白球看，將訓練棒移到身體的左側。

以3秒慢慢做完上述動作。之後同樣以3秒換邊重複一次。

★反覆進行「2次」

➡ 接著稍微加快，以1秒從右做到左。再同樣以1秒從左移到右。

★反覆進行「2次」

➡ 再來做得更快，將訓練棒瞬間從右移到左，再從左移到右。

★反覆進行「2次」

以3階段不同的速度練習看看

訓練棒向上舉直。臉部朝正前方固定不動，只動眼睛，並盡可能地朝上方看著最前端的白球。

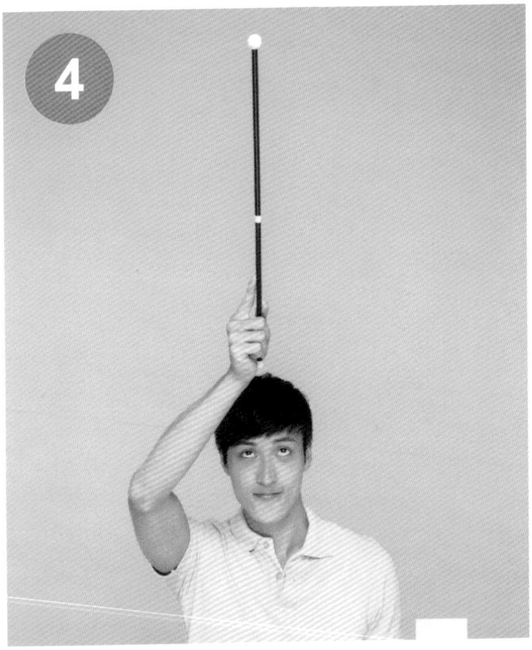

持續盯著最前端的白球看，將訓練棒移到正前方。

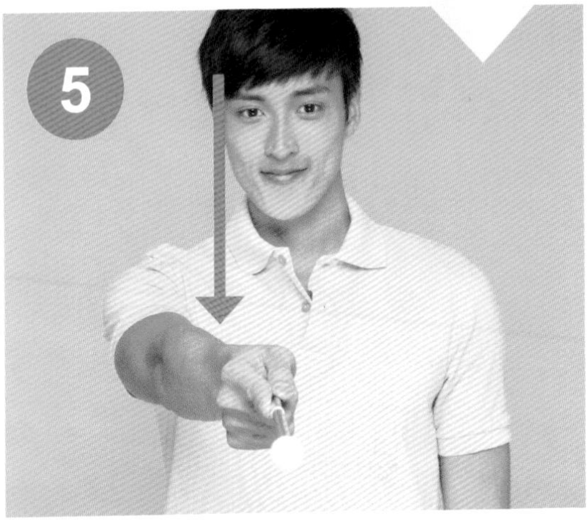

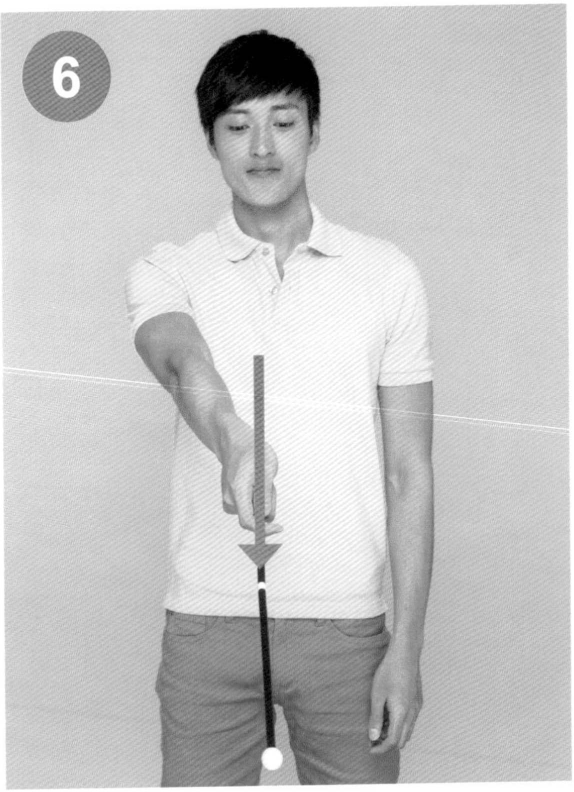

持續盯著最前端的白球看，將指揮棒移到身體下方。

以3秒慢慢做完上述動作。之後同樣以3秒下到上重複一次。
✱反覆進行「2次」

接著稍微加快，以1秒從上做到下。再同樣以1秒從下到上。
✱反覆進行「2次」

再來做得更快，瞬間從上移到下，再從下移到上。
✱反覆進行「2次」

以3階段不同的速度練習看看

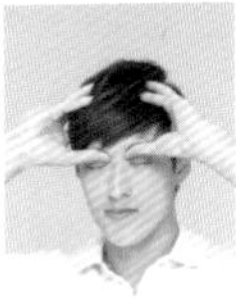

每日的穴道按壓　※請參考附錄的「視力保健穴道速查表」，確認穴道的正確位置。

天應穴

位在眉頭內側凹陷處。以雙手姆指指腹畫圓按壓，其他四根指頭自然地放在額頭上一起按壓，效果更好。

第2天

凝視〔動臉〕追瞄運動

和第1天相反，將訓練棒擺在身體正前方，手固定不動，臉朝著左右與上下緩緩移動至極限。

使用長訓練棒（二截式）

基本動作 ➡ 3D圖 ➡ 眼球操

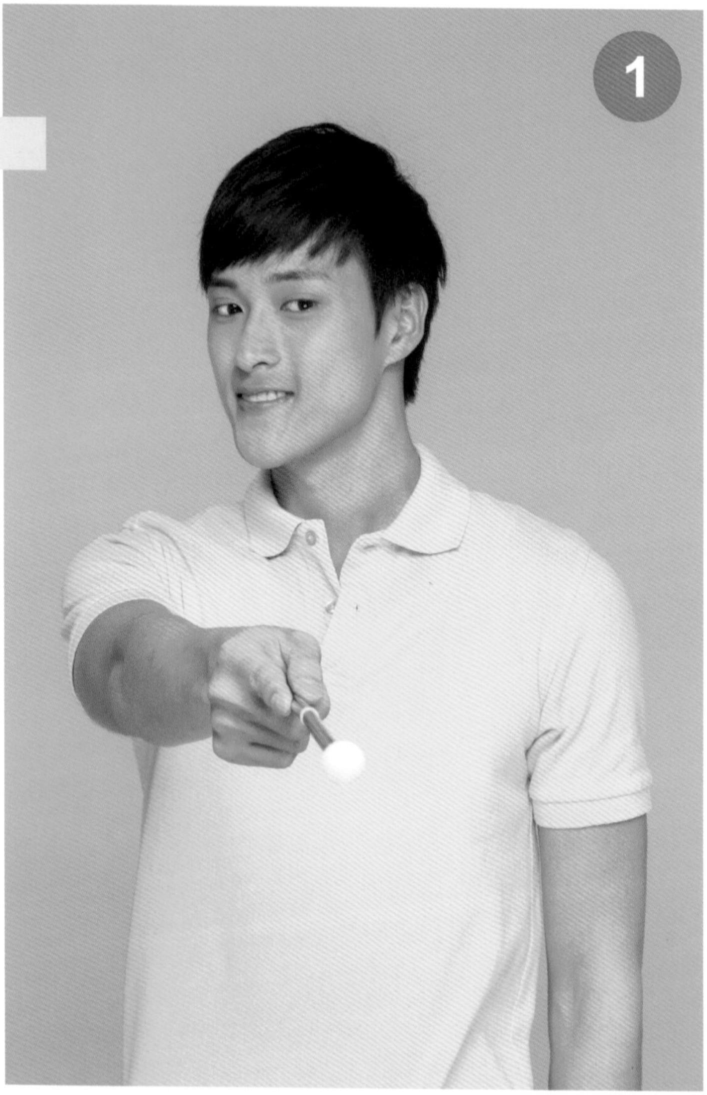

右手拿著訓練棒，水平舉直，擺在身體的正前方，眼睛持續看著最前端的白球不動，臉盡量轉向右側。

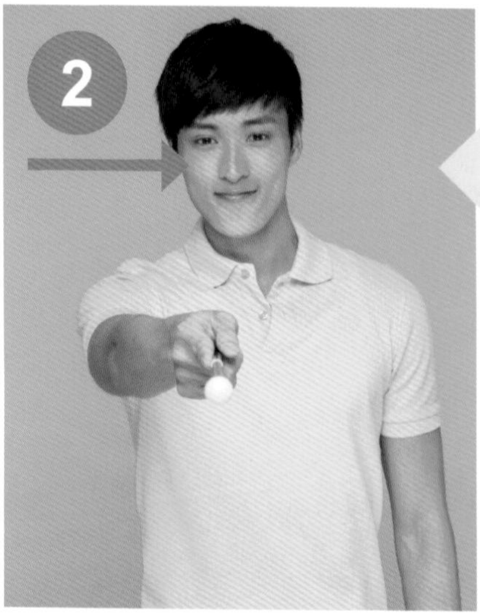

手保持不動，眼睛持續盯著訓練棒的最前端看，臉轉向正前方。

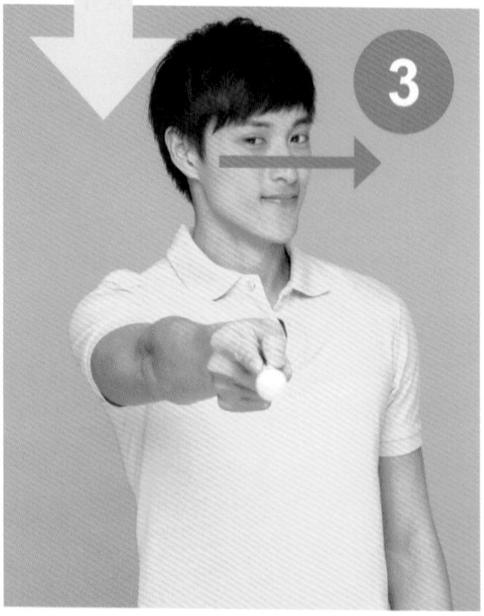

接著，持續盯著最前端的白球看，臉盡量轉向左側。

由右至左，以3秒慢慢做完上述動作。
之後同樣以3秒由左到右重複一次。
反覆進行「2次」

練習時動作要「放慢」

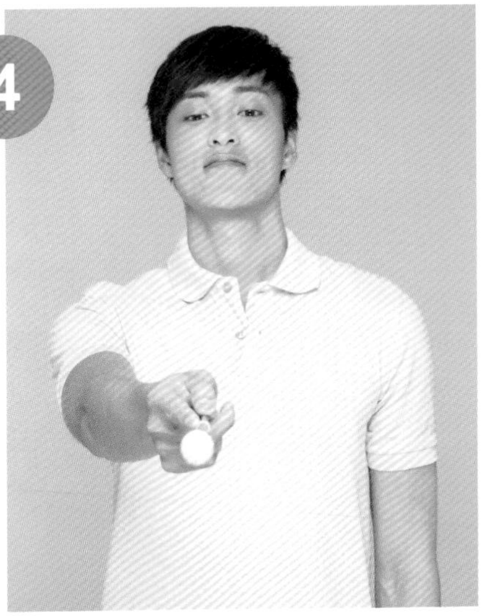

將訓練棒固定在身體的正前方，眼睛看著最前端不動，臉盡量往上抬。

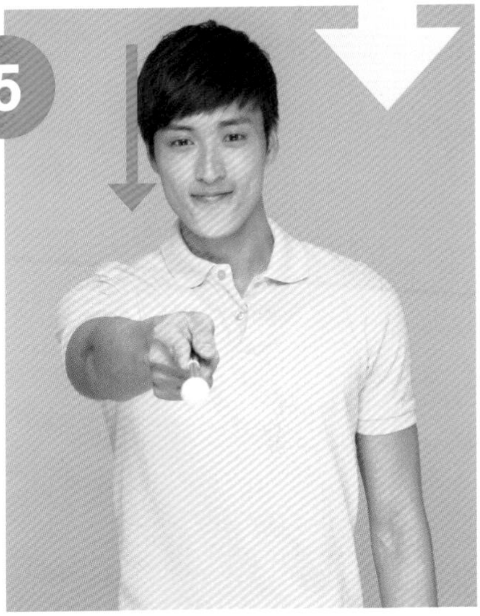

持續盯著訓練棒的最前端看，臉緩緩轉向正前方。

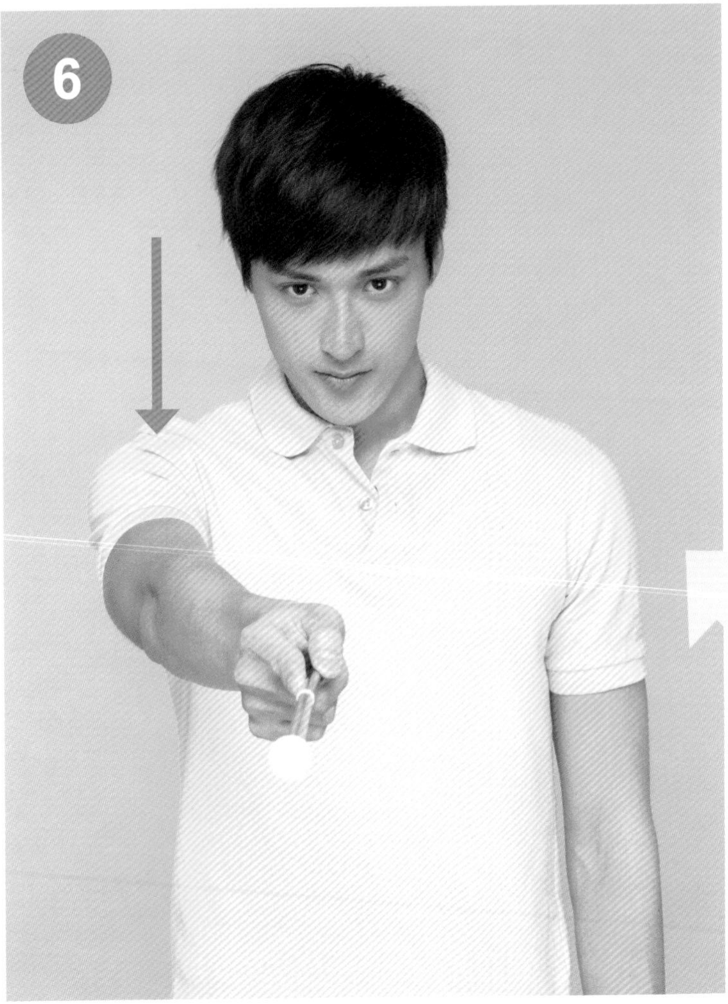

持續盯著訓練棒的最前端看，並盡量往下低頭。

由上至下，以3秒慢慢做完上述動作。
之後同樣以3秒由下到上重複一次。
✱反覆進行「2次」

練習時動作要「放慢」

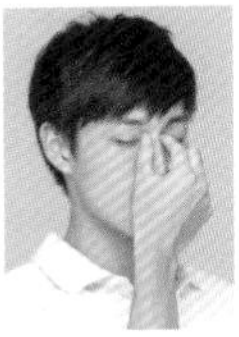

每日的穴道按壓　※請參考附錄「視力保健穴道速查表」，確認穴道的正確位置。

睛明穴

位在鼻樑兩側的凹陷處。以拇指和食指指腹夾住按壓。

第3天

使用長訓練棒（二截式）

基本動作 ➡ 3D圖 ➡ 眼球操

左上右下（動眼）追瞄&跳視運動

從斜上方將訓練棒往斜下方揮動時，盡量拿得離身體遠一點。臉部面向正前方固定不動，大幅度地活動眼球。

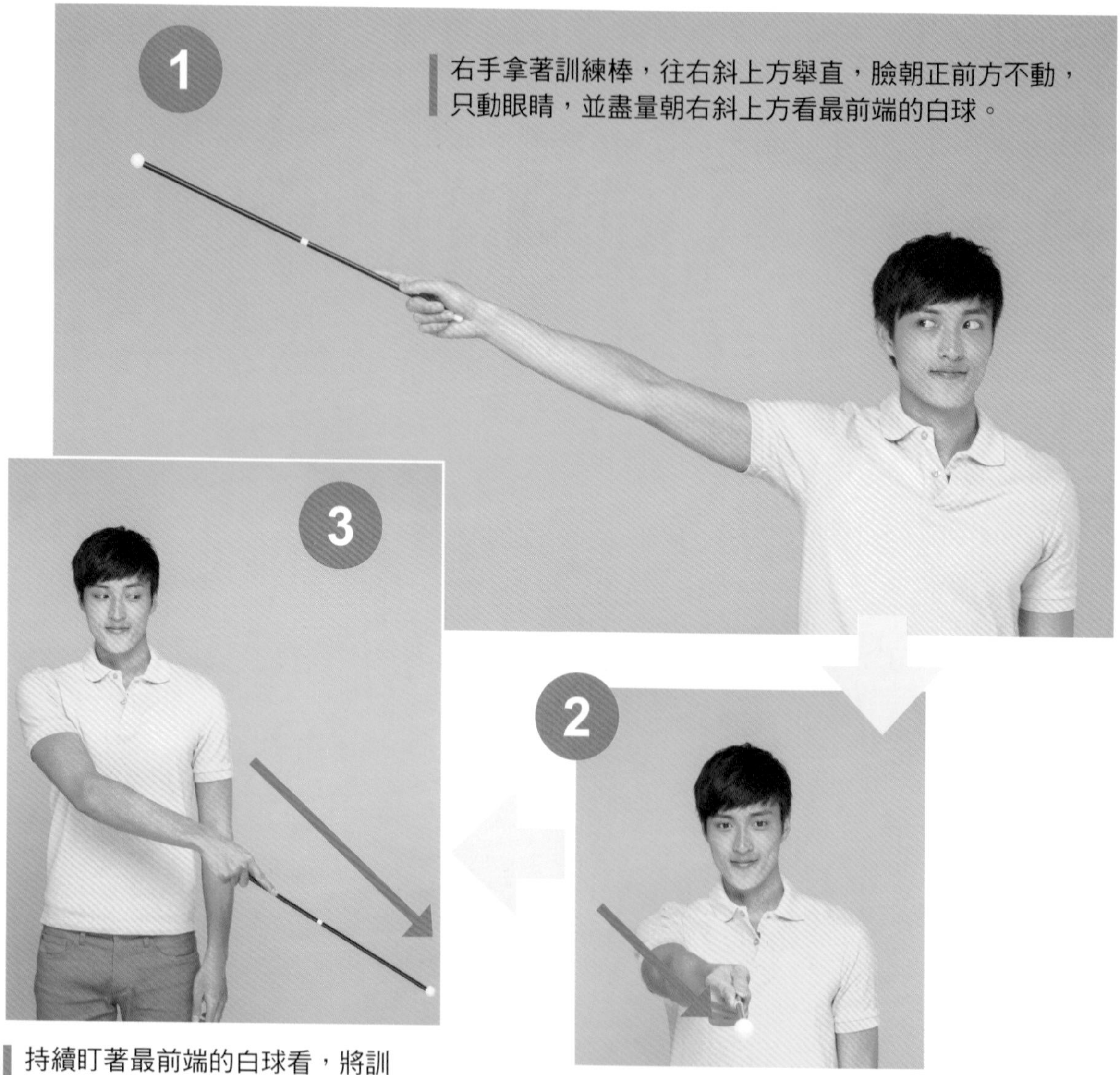

1 右手拿著訓練棒，往右斜上方舉直，臉朝正前方不動，只動眼睛，並盡量朝右斜上方看最前端的白球。

2 持續盯著最前端的白球看，將訓練棒移到正前方。

3 持續盯著最前端的白球看，將訓練棒揮向身體的左下方。

以3秒慢慢做完上述動作。之後同樣以3秒換邊重複一次。
★反覆進行「2次」

➡ 接著以1秒從右上方做到左下方。
再同樣以1秒從左下方到右上方。
★反覆進行「2次」

➡ 再來做得更快，瞬間從右上方移到左上方，再從左下方到右上方。
★反覆進行「2次」

以3階段不同的速度練習看看

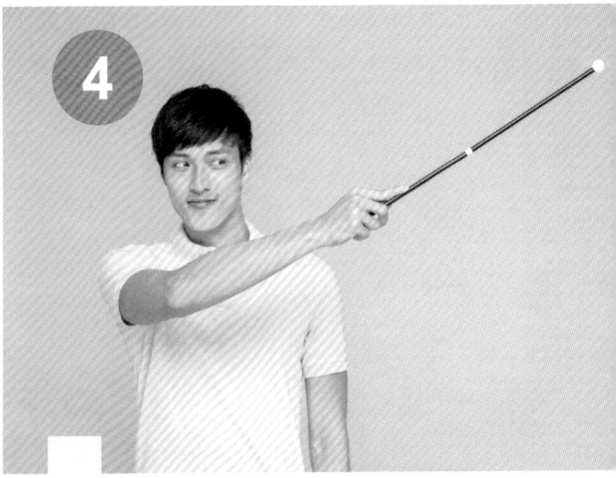

右手拿著訓練棒，向左斜上方舉直。臉部朝向正前方固定不動，只動眼睛，並盡可能地朝左上方看著最前端的白球。

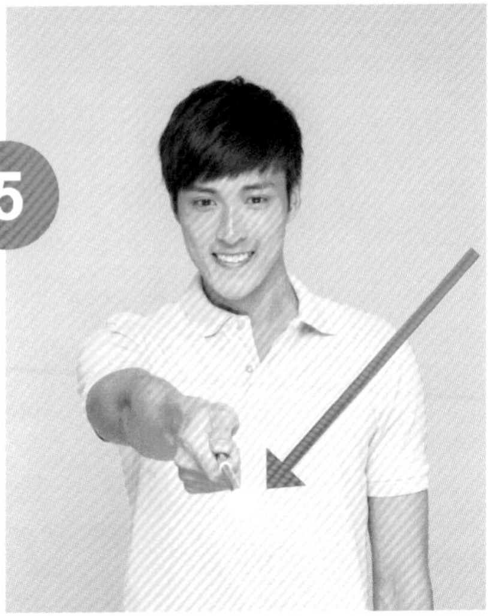

持續盯著最前端的白球看，將訓練棒移到身體正前方。

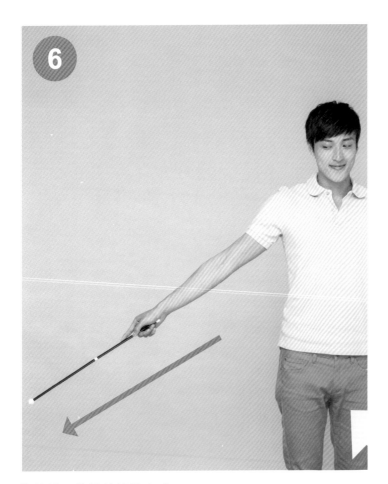

持續盯著最前端的白球看，將訓練棒揮向身體的右下方。

以3秒慢慢做完上述動作。之後同樣以3秒右下方到左上方重複一次。
✱反覆進行「2次」

接著以1秒從左上方做到右下方。
再同樣以1秒從右下方到左上方。
✱反覆進行「2次」

再來做得更快，瞬間從左上方移到右下方，再從右下方到左上方。
✱反覆進行「2次」

以3階段不同的速度練習看看

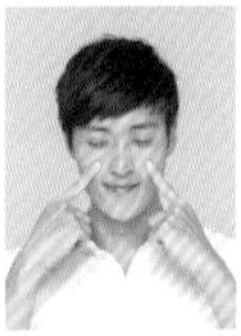

每日的穴道按壓

※請參考附錄「視力保健穴道速查表」，確認穴道的正確位置。

四白穴

將雙手食指與中指伸直，靠在鼻翼兩側，再把中指縮回，接著按壓食指的所在位置。

第4天

Z字形〔動眼〕追瞄&跳視運動

從斜上方將訓練棒往斜下方移動，畫出「Z」字形時，盡量拿得離身體遠一點。臉部朝正前方固定不動，大幅度地活動眼球。

使用長訓練棒（二截式）

基本動作 ➡ 3D圖 ➡ 眼球操

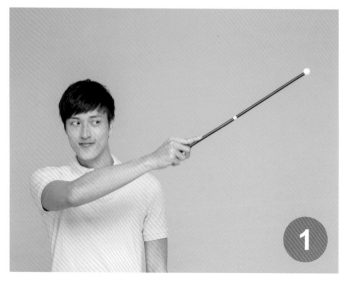

右手拿著訓練棒，向左斜上方舉直。臉部朝正前方固定不動，只動眼睛，並盡量朝左上方看著最前端的白球。

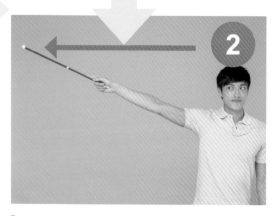

持續盯著最前端的白球看，將訓練棒從左斜上方移到右斜上方。

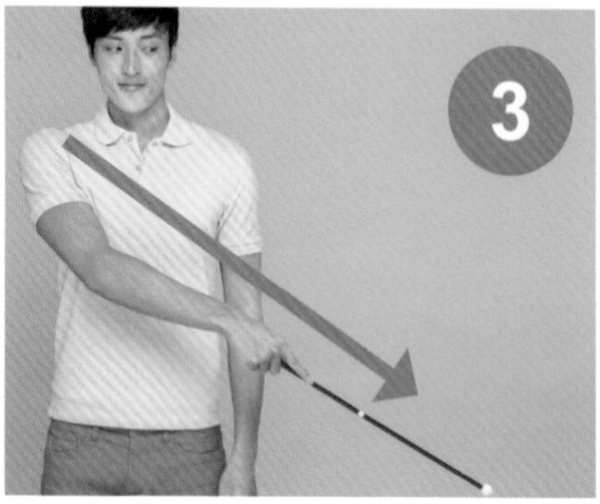

盯著最前端的白球看，將訓練棒從右斜上方揮向左斜下方。

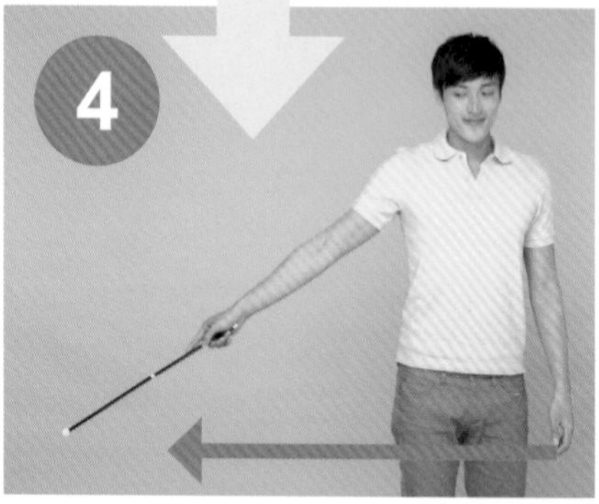

盯著最前端的白球看，將訓練棒從左斜下方移到右斜下方。

像畫「Z」字形一樣，以3秒一動的速度，依照❶→❷→❸→❹→❶的順序，做完一個循環。
★反覆進行「2次」

➡

接著以1秒一動的速度，依照❶→❷→❸→❹→❶的順序，做完一個循環。
★反覆進行「2次」

➡

再來做得更快，瞬間依照❶→❷→❸→❹→❶的順序移動，做完一個循環。
★反覆進行「2次」

以3階段不同的速度練習看看

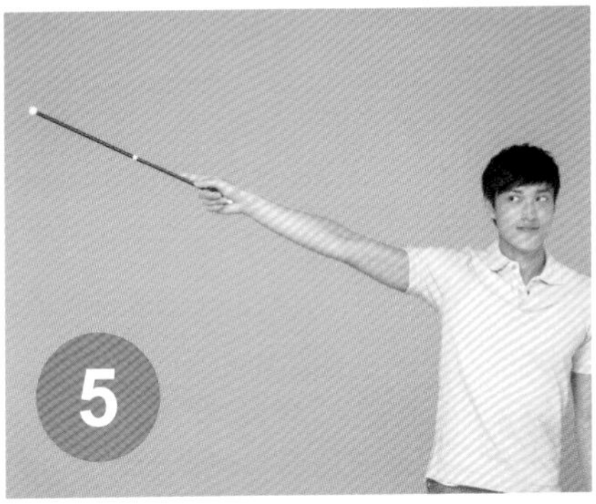

右手拿著訓練棒，向右斜上方舉直。臉部朝向正前方固定不動，只動眼睛，並盡量朝右上方看著最前端的白球。

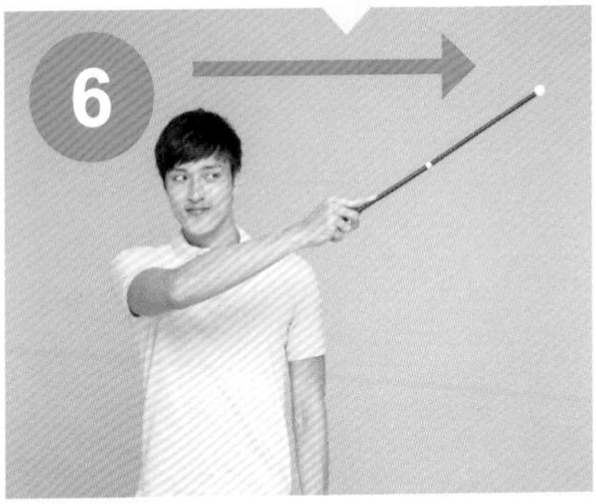

持續盯著最前端的白球看，將訓練棒從右斜上方移到左斜上方。

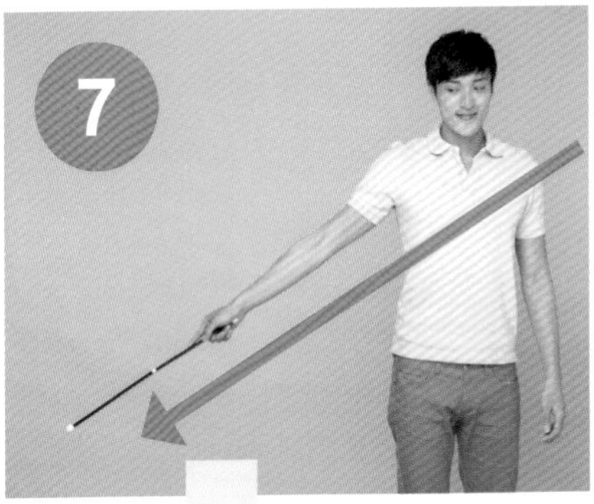

持續盯著最前端的白球看，將訓練棒從左斜上方揮向右斜下方。

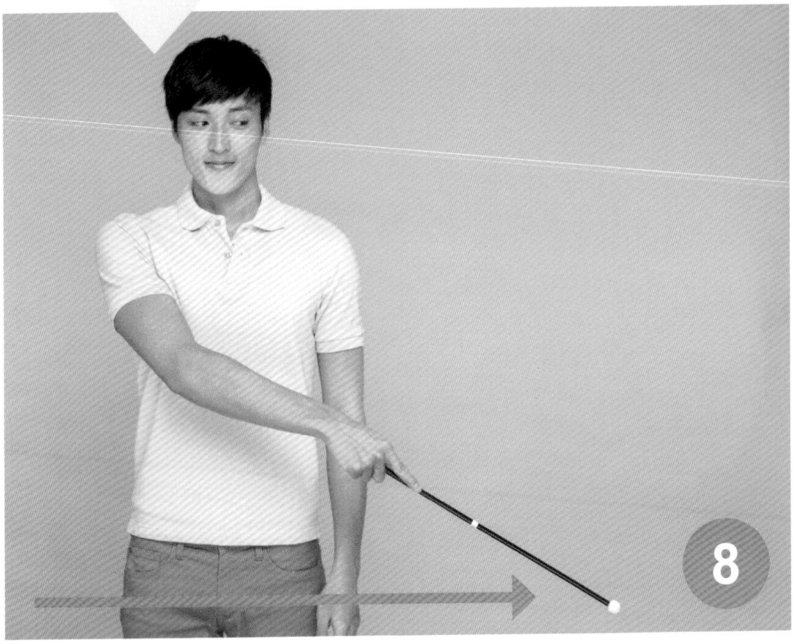

持續盯著最前端的白球看，將訓練棒從右斜下方移到左斜下方。

以3秒一動的速度，依照❺→❻→❼→❽→❺的順序，做完一個循環。
★反覆進行「2次」

➡

接著以1秒一動的速度，依照❺→❻→❼→❽→❺的順序，做完一個循環。
★反覆進行「2次」

➡

再來做得更快，瞬間依照❺→❻→❼→❽→❺的順序移動，做完一個循環。
★反覆進行「2次」

以3階段不同的速度練習看看

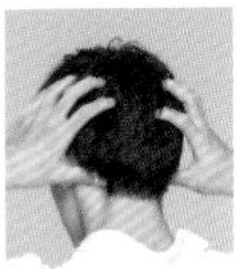

每日的穴道按壓 ※請參考附錄「視力保健穴道速查表」，確認穴道的正確位置。

風池穴

按壓耳垂後方突起處下側，與頸部後方髮際線算起約一個拇指寬的上方，這兩點連線的中間處。

第5天

8字〔動眼〕追瞄&跳視運動

讓訓練棒從右斜上方開始畫出「8」字形時，盡量拿得離身體遠一點。
臉部面向正前方固定不動，大幅度地活動眼球。

使用長訓練棒（二截式）

基本動作 ➡ 3D 圖 ➡ 眼球操

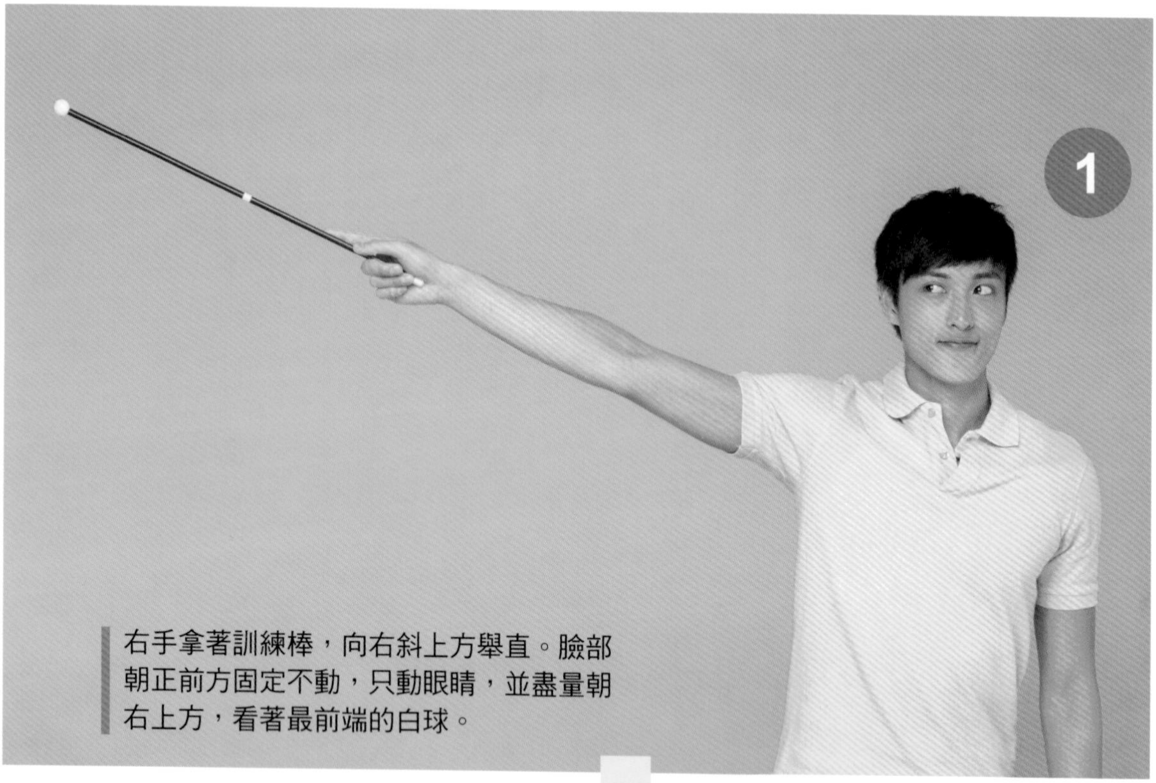

右手拿著訓練棒，向右斜上方舉直。臉部朝正前方固定不動，只動眼睛，並盡量朝右上方，看著最前端的白球。

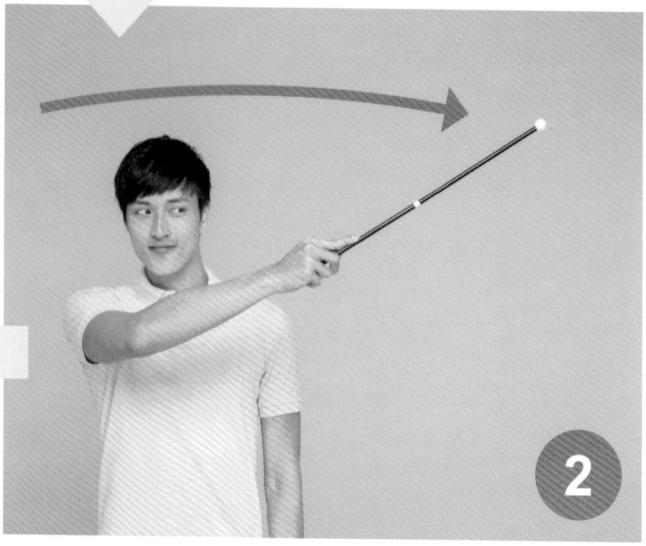

盯著最前端的白球看，將訓練棒揮向左上方。

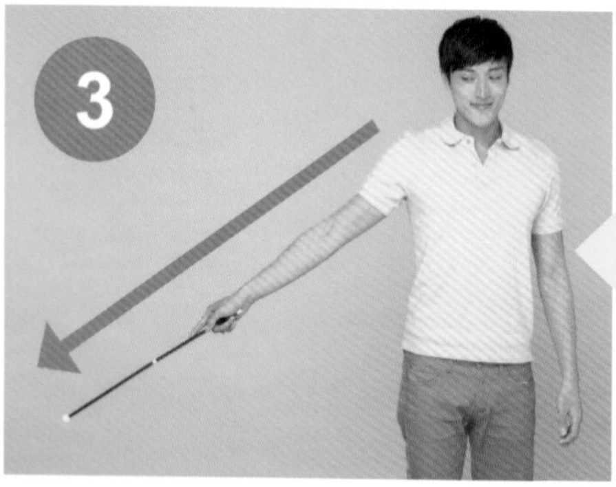

盯著最前端的白球看，沿著對角線，將訓練棒揮向身體的右下方。

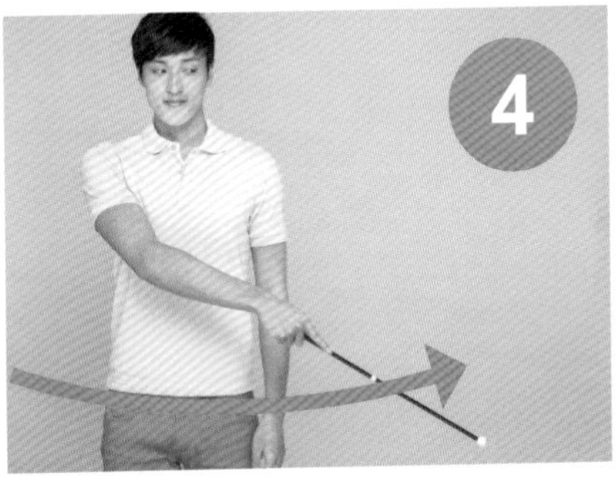

持續盯著最前端的白球看，將訓練棒揮向身體的左下方。

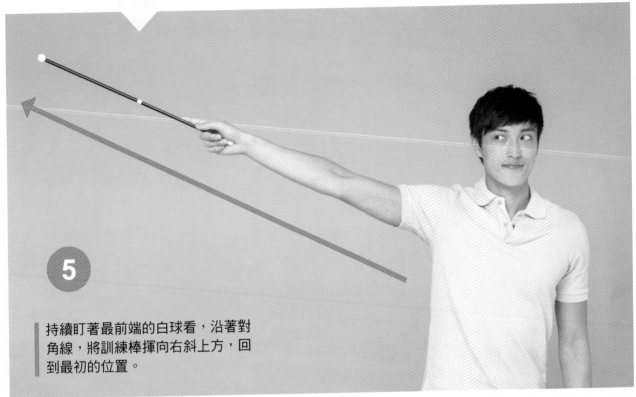

持續盯著最前端的白球看，沿著對角線，將訓練棒揮向右斜上方，回到最初的位置。

像畫「8」字形一樣，以3秒一動的速度，依照❶→❷→❸→❺→❻→❶的順序，做完一個循環。
✱反覆進行「2次」

接著以1秒一動的速度，依照❶→❷→❸→❹→❺→❶的順序，做完一個循環。
✱反覆進行「2次」

再來做得更快，瞬間依照❶→❷→❸→❹→❺→❶的順序移動，做完一個循環。
✱反覆進行「2次」

以3階段不同的速度練習看看

每日的穴道按壓　※請參考附錄「視力保健穴道速查表」，確認穴道的正確位置。

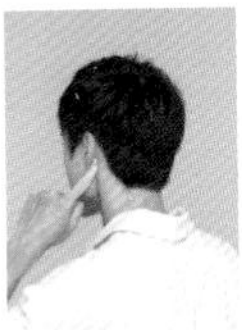

翳風穴

以食指指腹按壓耳垂後方突起處下側與耳垂之間的凹陷處。

第6天

8字〔動臉〕追瞄運動

和第5天相反，將訓練棒擺在身體正前方，手固定不動，像畫「8」字一樣讓臉盡可能地轉動至極限。

使用短訓練棒（一截式）

基本動作 ➡ 3D圖 ➡ 眼球操

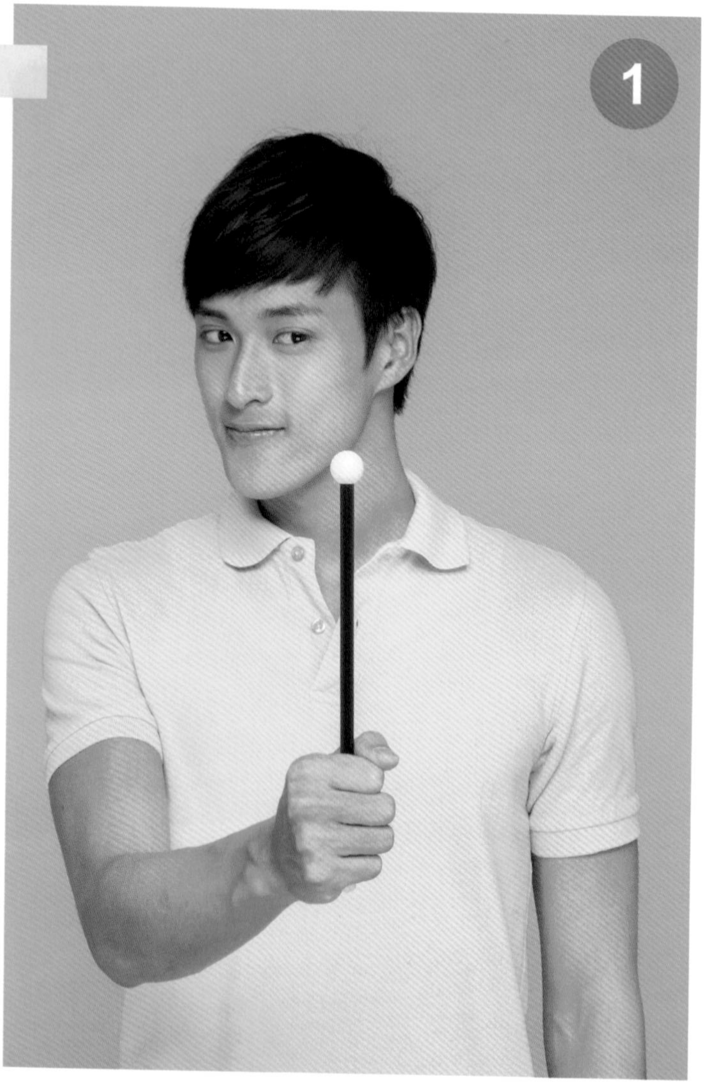

右手拿著訓練棒，擺在身體的正前方，眼睛持續看著最前端的白球，臉盡量轉向右邊。

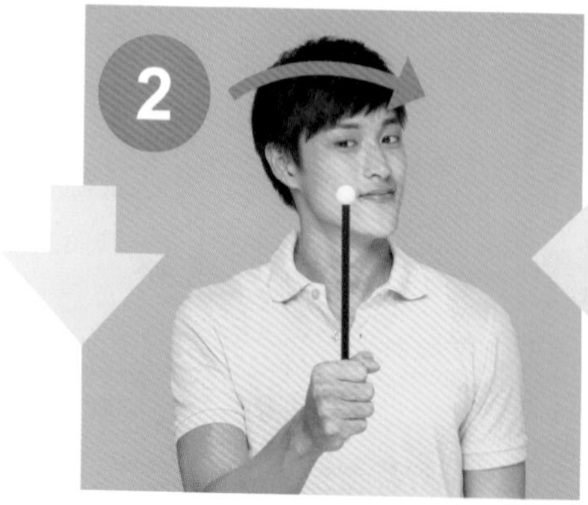

盯著最前端的白球看，臉緩緩轉向左上方，畫出平緩的弧度。

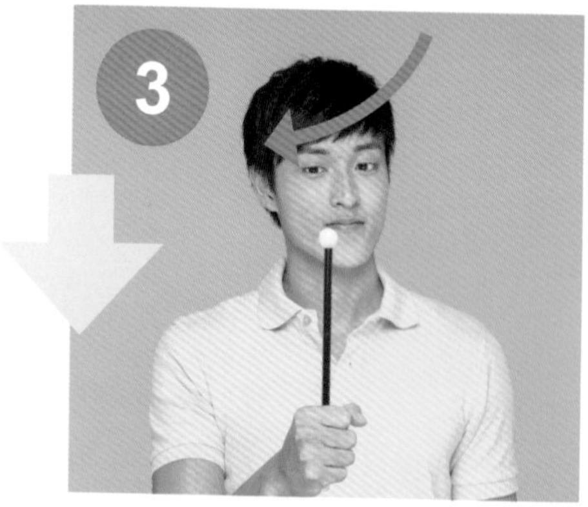

持續盯著最前端的白球看，臉轉到正前方，筆直朝前。

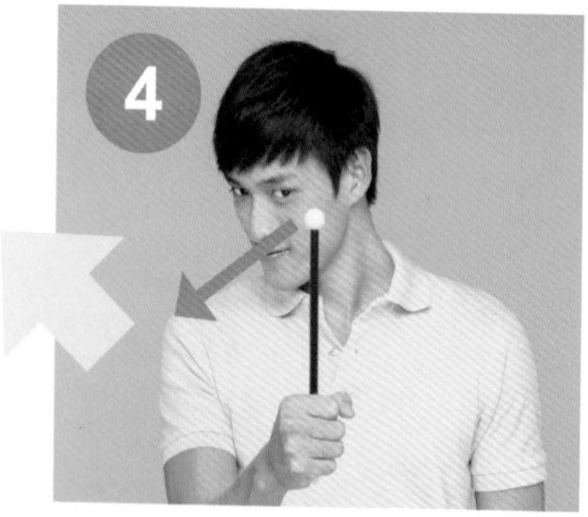

持續盯著最前端的白球看，臉盡量轉向右下方。

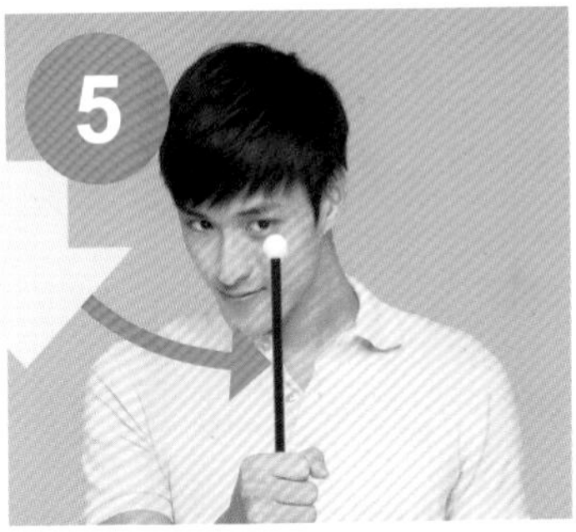

持續盯著最前端的白球看，臉緩緩朝向正下方，畫出平緩的弧度。

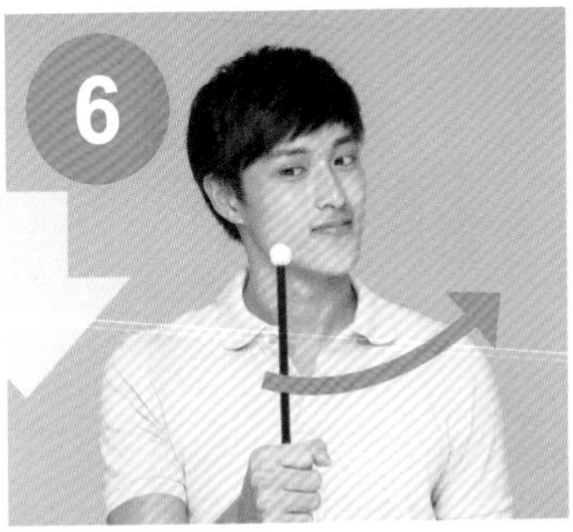

持續盯著最前端的白球看，臉轉向左上方。

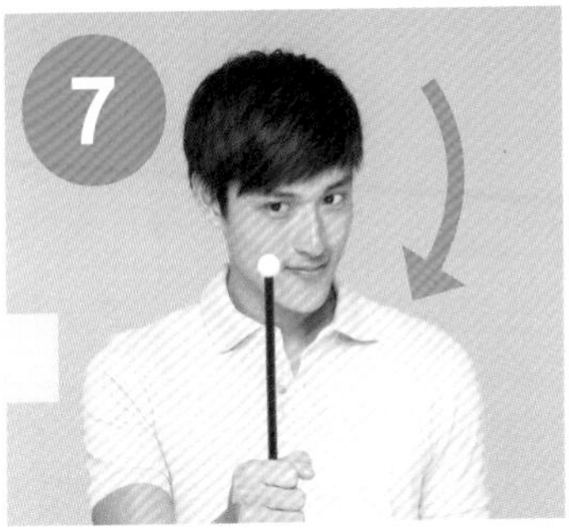

持續盯著最前端的白球看，臉盡量轉向左下方。

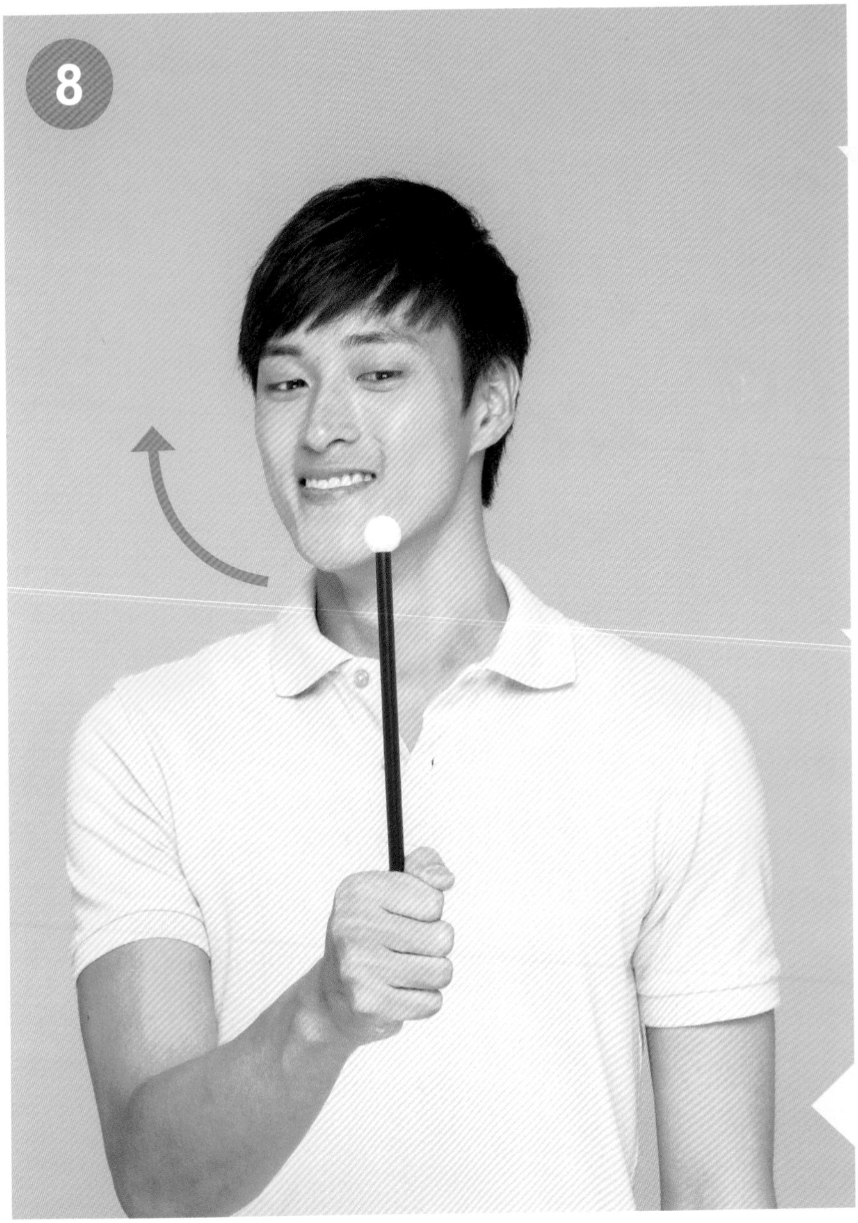

持續盯著最前端的白球看，臉直接轉回右上方。

以20秒慢慢做完以上動作。
反覆進行「2次」

練習時動作要「放慢」

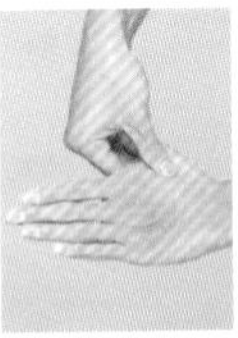

每日的穴道按壓　※請參考附錄「視力保健穴道速查表」，確認穴道的正確位置。

合谷穴

以拇指關節按住另一手的虎口，按壓拇指前端處。

第7天

鬥雞眼〔動眼〕追瞄＆跳視運動

讓訓練棒距離臉部時近時遠。臉部和眼睛都朝向正前方，固定不動，只調整眼睛的焦點，跟上訓練棒的最前端。

使用長訓練棒（二截式）

基本動作 ➡ 3D 圖 ➡ 眼球操

1 手持訓練棒，往臉部的方向盡量靠近，再讓眼睛注視訓練棒的最前端的白球。

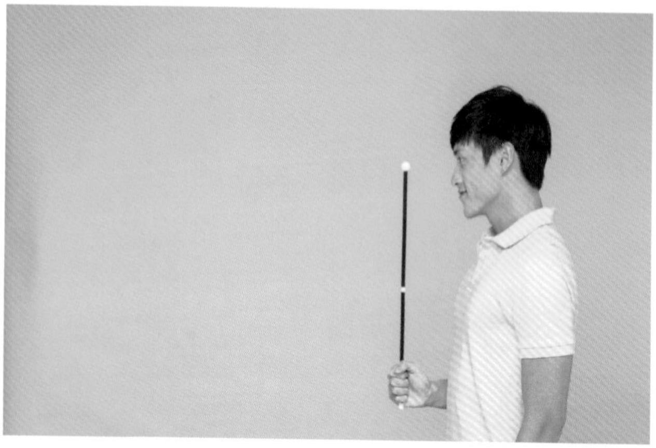

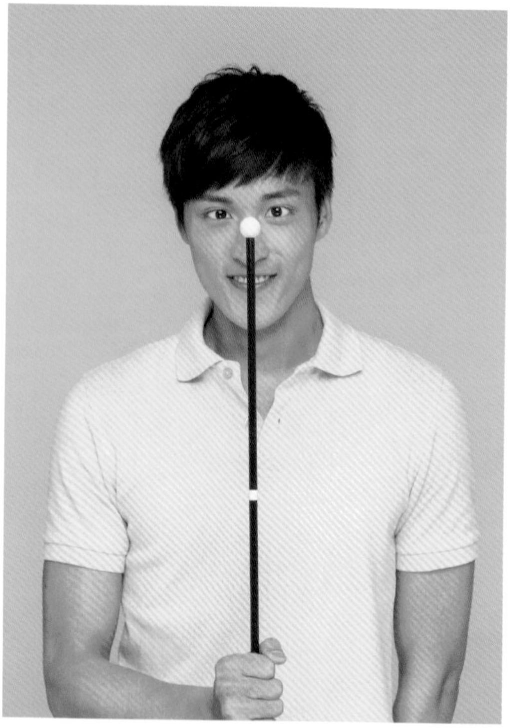

2 手臂慢慢往前伸直，眼睛持續跟著最前端的白球，將焦點往前移動。

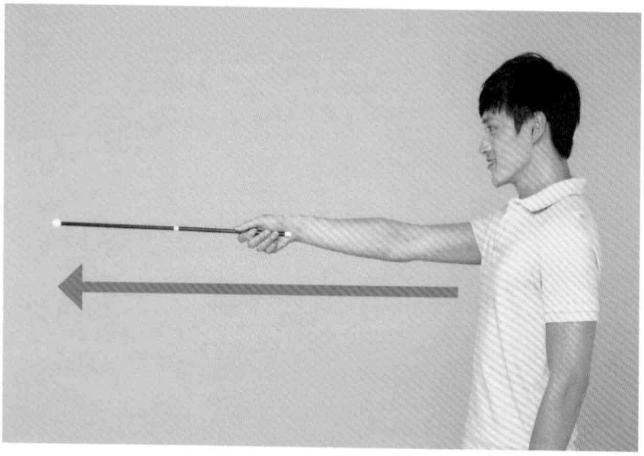

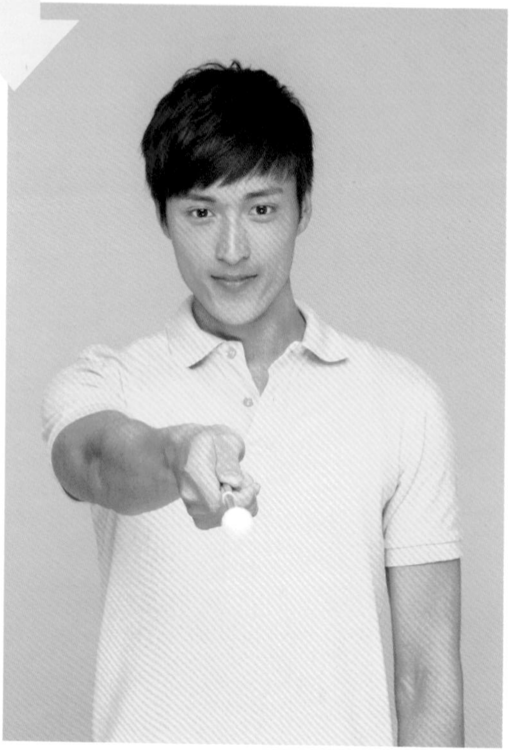

3 訓練棒再次往臉部的方向靠近，眼睛持續跟上，將焦點移回原位。

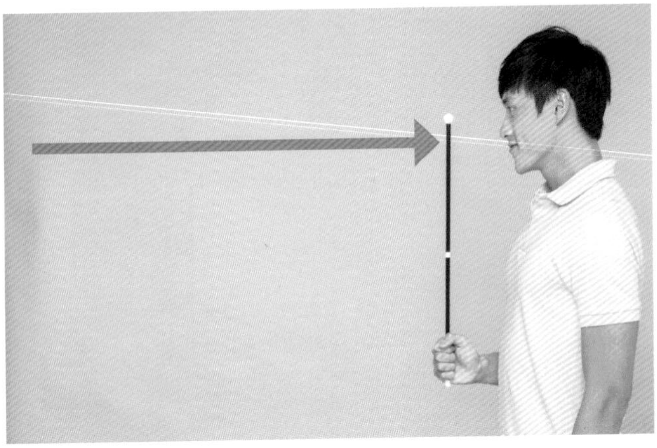

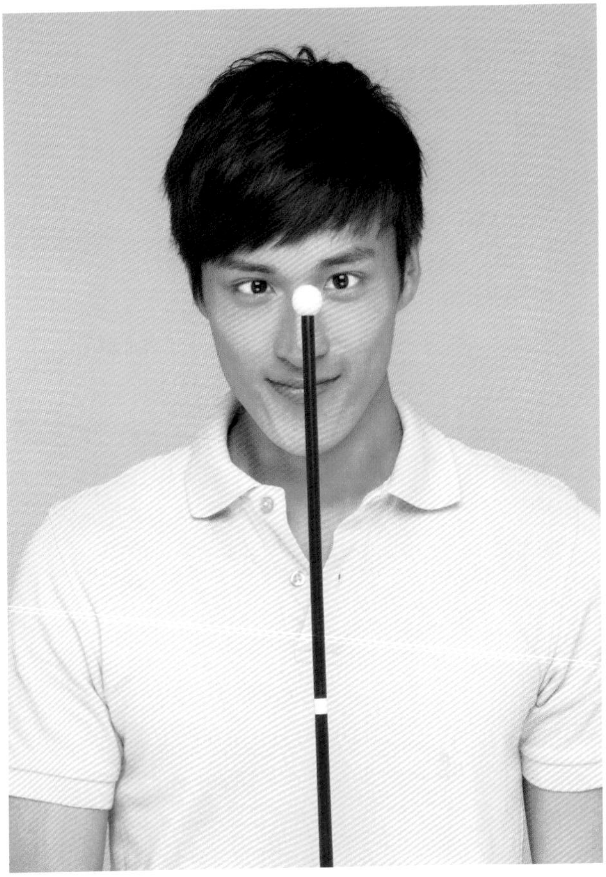

以3秒的速度慢慢做完❶到❷的動作。之後同樣以3秒從❷回到❸。
✱反覆進行「2次」

以1秒的速度做完❶到❷的動作。之後同樣以1秒從❷回到❸。
✱反覆進行「2次」

接著更快，瞬間做完上述所有動作。
✱反覆進行「2次」

以3階段不同的速度練習看看

每日的穴道按壓

※請參考附錄「視力保健穴道速查表」，確認穴道的正確位置。

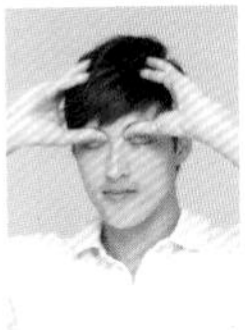
天應

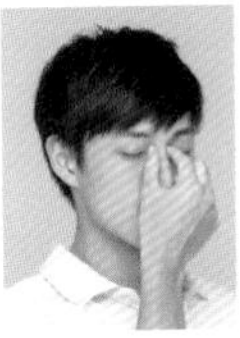
睛明

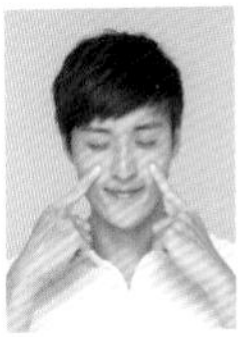
四白

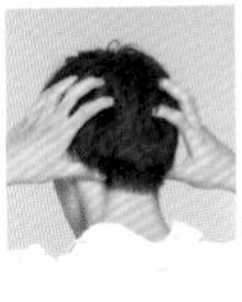
風池

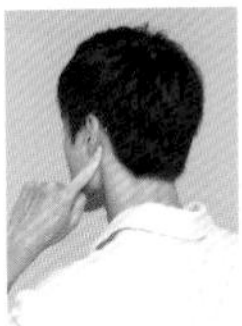
翳風

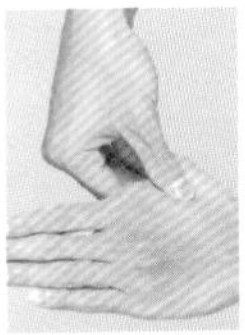
合谷

第7天是訓練的最後一天，請依序按壓之前出現的6個穴道。

What is 3D art? 什麼是「視力鍛鍊3D圖」？

接下來介紹本書嚴選的3D圖，
搭配「7日眼球操」一起進行，激發雙眼活力！

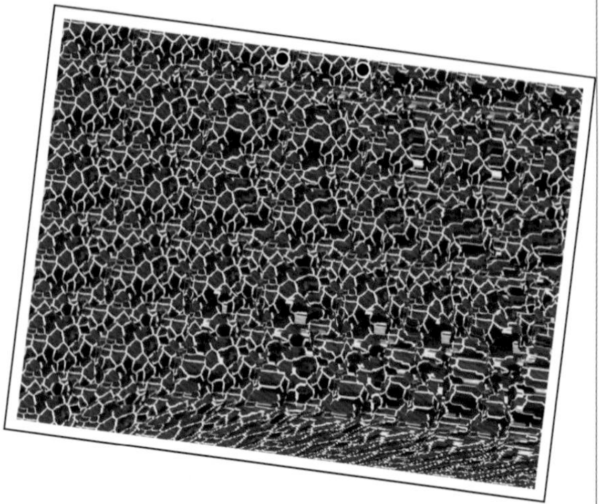

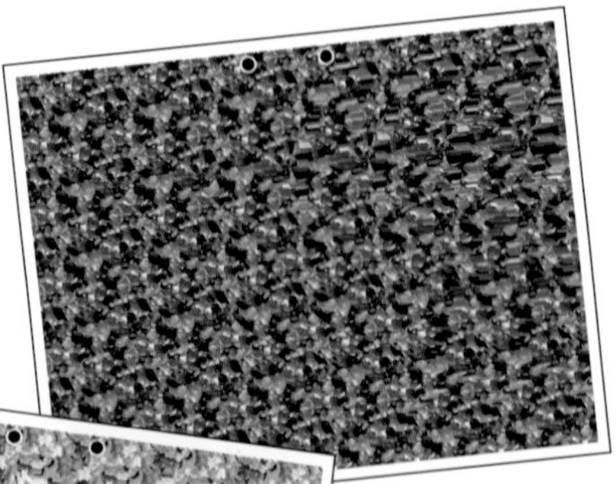

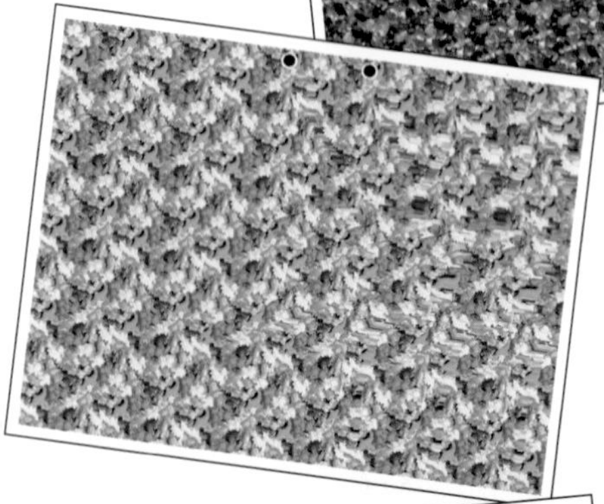

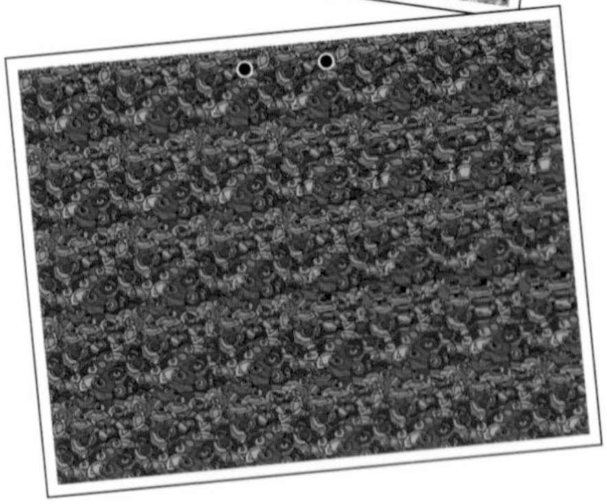

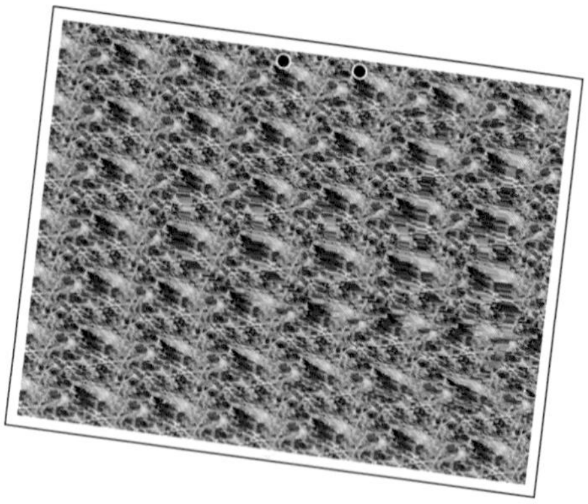

3D圖又稱為立體圖，只要刻意讓左右兩眼的視線與焦點錯開再合併，立體圖像就會在眼前浮現。

我們看著立體的景物時，因為雙眼的位置不同，左右眼形成的景象並不一樣。這時，腦部會判斷角度的差異（又稱為視差），瞬間建構空間，讓我們在看東西時產生立體感。至於一般畫在平面上的圖像，因為左右眼的成像相同，所以腦部會將畫面當作平面來處理，並不會產生立體感。

反過來說，如果平面上的圖像也會讓左右眼產生視差，腦部就會將畫面當作立體來處理，這就是3D圖的基本原理。

3D圖是由重複的圖形構成，雖然乍看之下毫無意義，但其實是經過電腦縝密計算而成，其中混合了專門讓右眼看的圖，以及專門讓左眼看的圖。因此，只要抓對焦點，右眼的成像和左眼的成像就會產生視差，浮現立體圖案。

2方法，輕鬆看出3D圖

觀看3D圖的方法有2：「平行法」和「交叉法」。這兩種方法都是先讓左右兩眼的視線與焦點先錯開再合併，以看出立體感，只是視線合併的位置不同。此外，「平行法」與「交叉法」看出的立體圖也有差異。例如，用平行法看起來往前浮的圖像，用交叉法看起來會往後縮；相反地，用平行法看起來往後縮的圖像，用交叉法看則會往前浮。

平行法

讓視線在圖像的「後方」交叉。

▸ **練習步驟**

❶ 像發呆一樣，讓雙眼放鬆，A圖像上對焦。
❷ 圖像會越來越模糊，就這樣讓它繼續模糊下去。
❸ 模糊的圖像會往中間靠攏。
❹ 圖像在中間融合，呈現立體感。

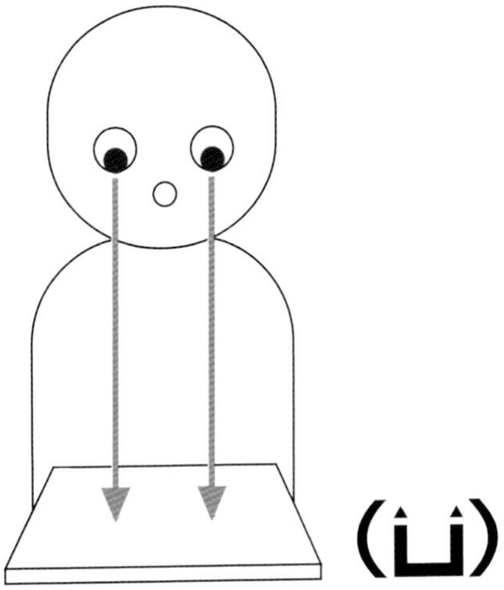

交叉法

讓視線圖像的「前方」交叉。

▸ **練習步驟**

❶ 在圖像與眼睛之間豎起一根指頭。
❷ 雙眼往中間聚集，像鬥雞眼一樣看著指尖。
❸ 視線維持不動，將手指抽離。
❹ 只要焦點順利對上，就能看到由三張圖合併而成的影像。

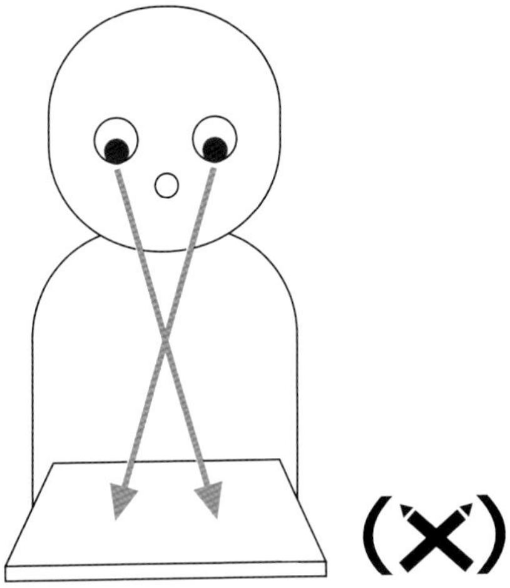

下一頁收錄**10**張最新的視力鍛鍊**3D**圖

＊在進行**7**日眼球操時，請先做**16～17**頁的基本動作，接著在看完**3D**圖後練習每天的眼球操。

＊一天只看一張，或一連好幾張**3D**圖都可以，「平行法」或「交叉法」的也都有同樣的效果。

＊在進行眼球操時，**3D**圖的立體視覺具有伸展操與準備操的效果。

3D立體圖❶ 看起來像什麼呢？ 提示：停在葉子上

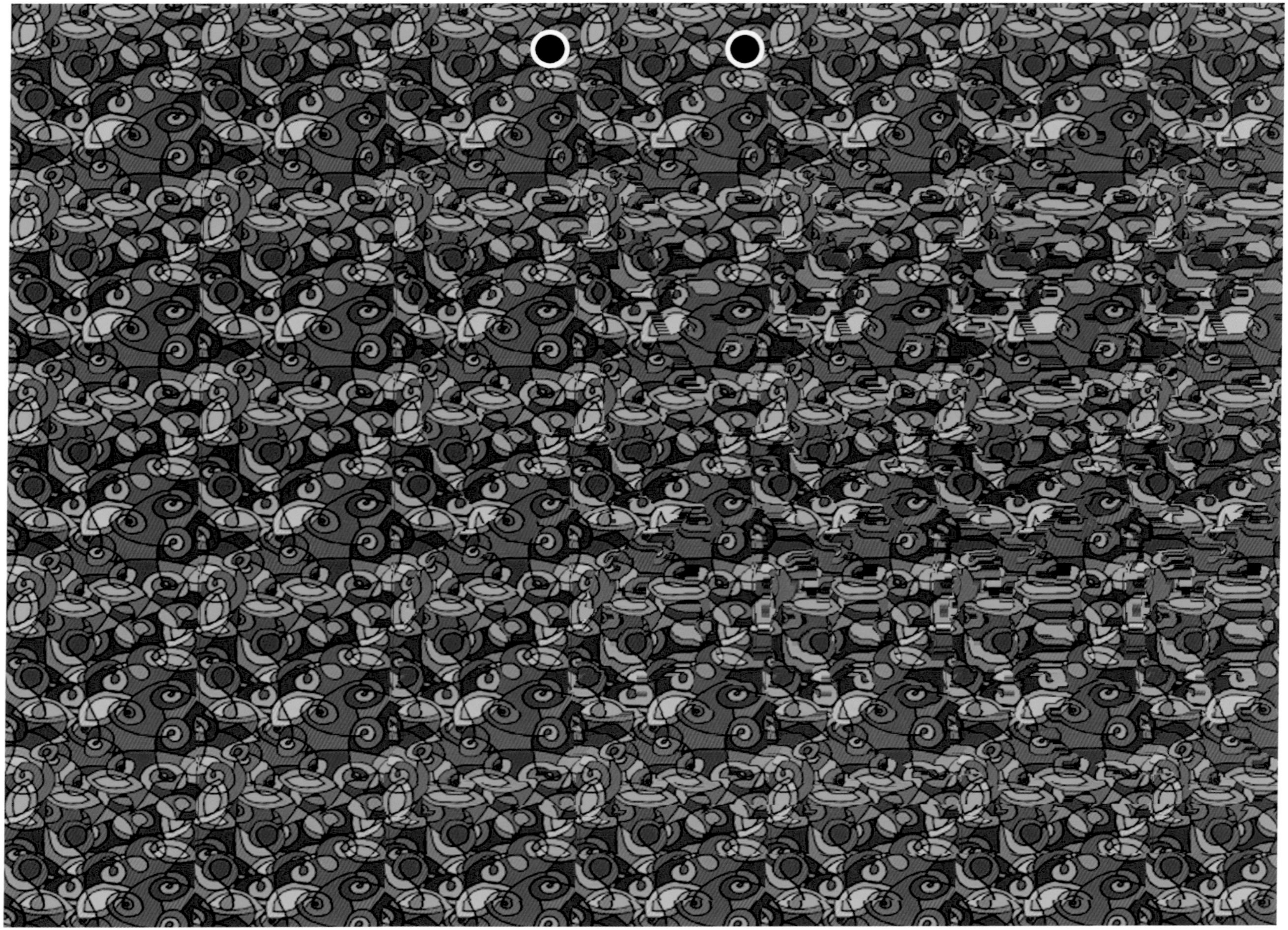

解答請見p44

3D立體圖❷

看起來像什麼呢？　提示：像天鵝般華麗地飛舞

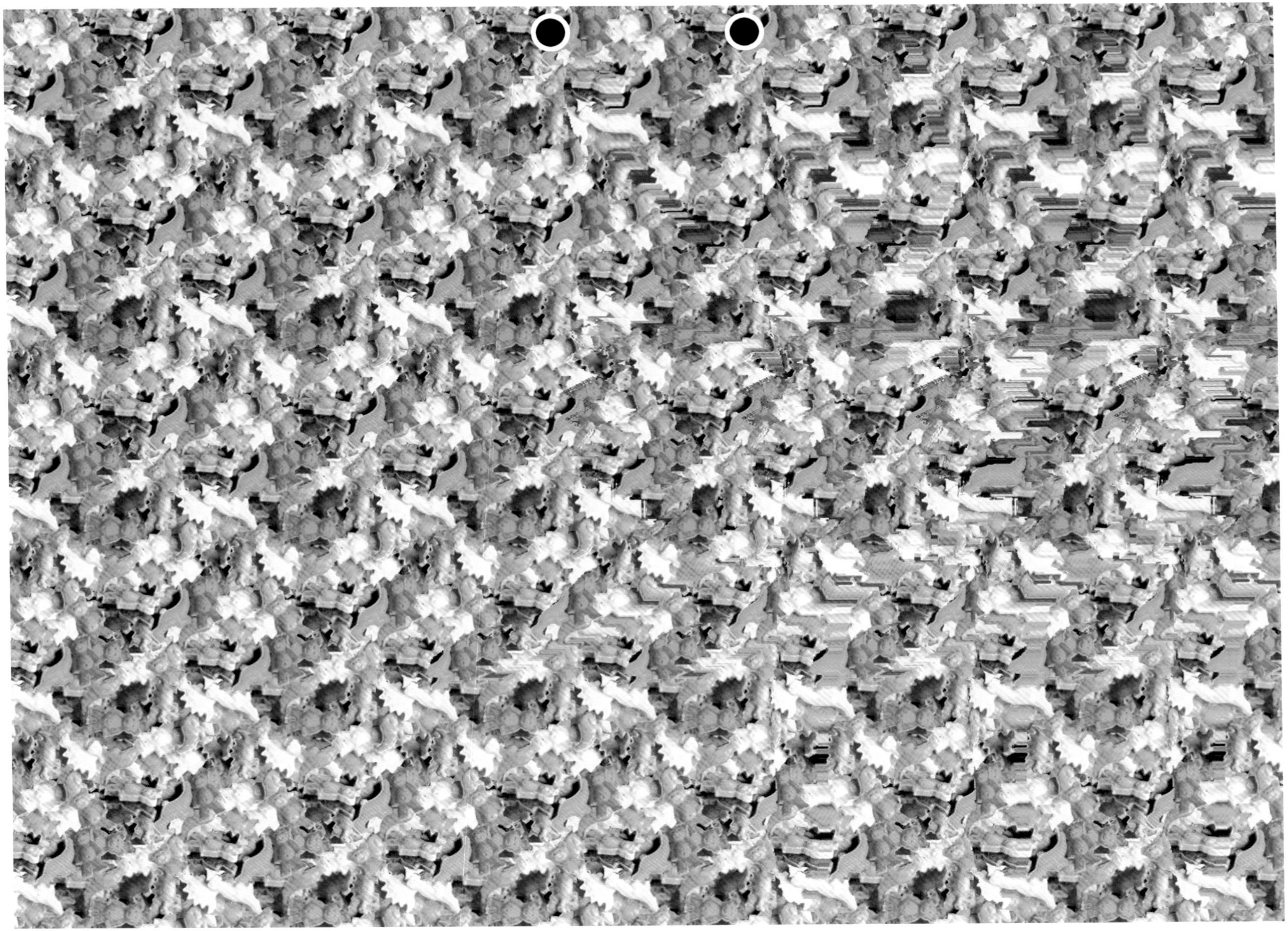

解答請見p44

3D立體圖❸

看起來像什麼呢？　提示：地表最強的生物

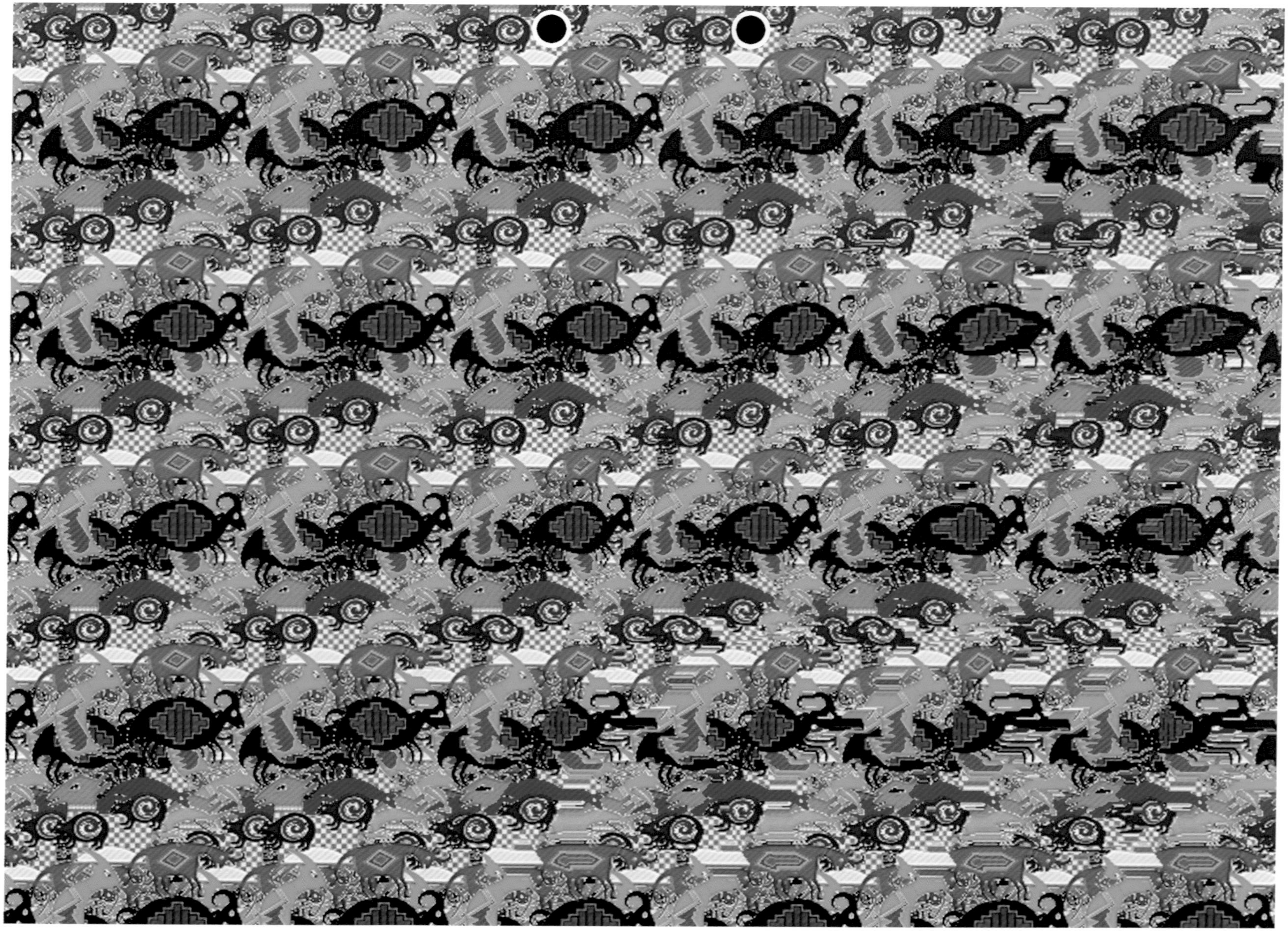

解答請見p44

3D立體圖❹

看起來像什麼呢？　提示：請別忘在公車上

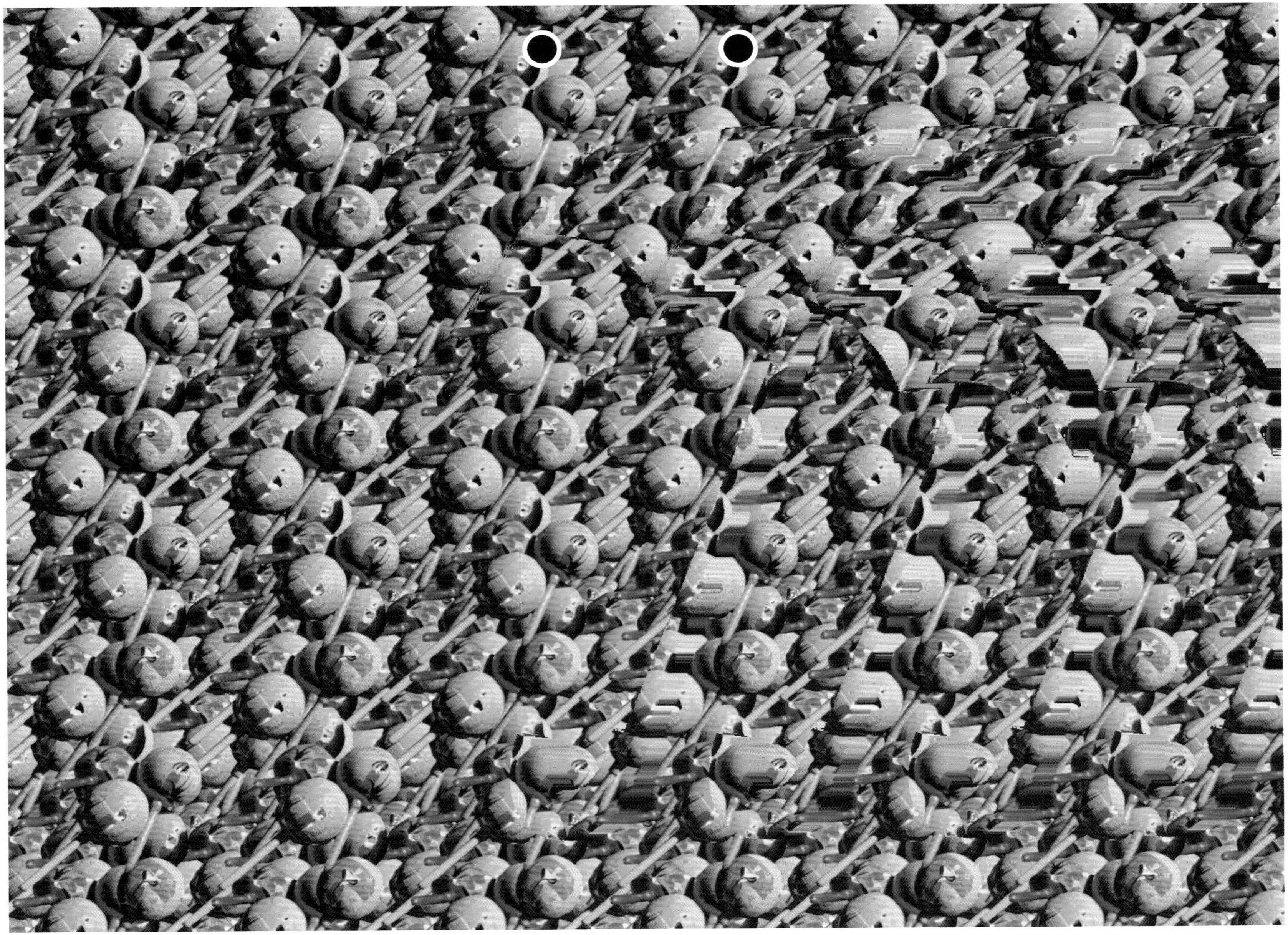

解答請見p44

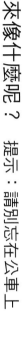

3D立體圖⑤

看起來像什麼呢？　提示：情人節送禮必備

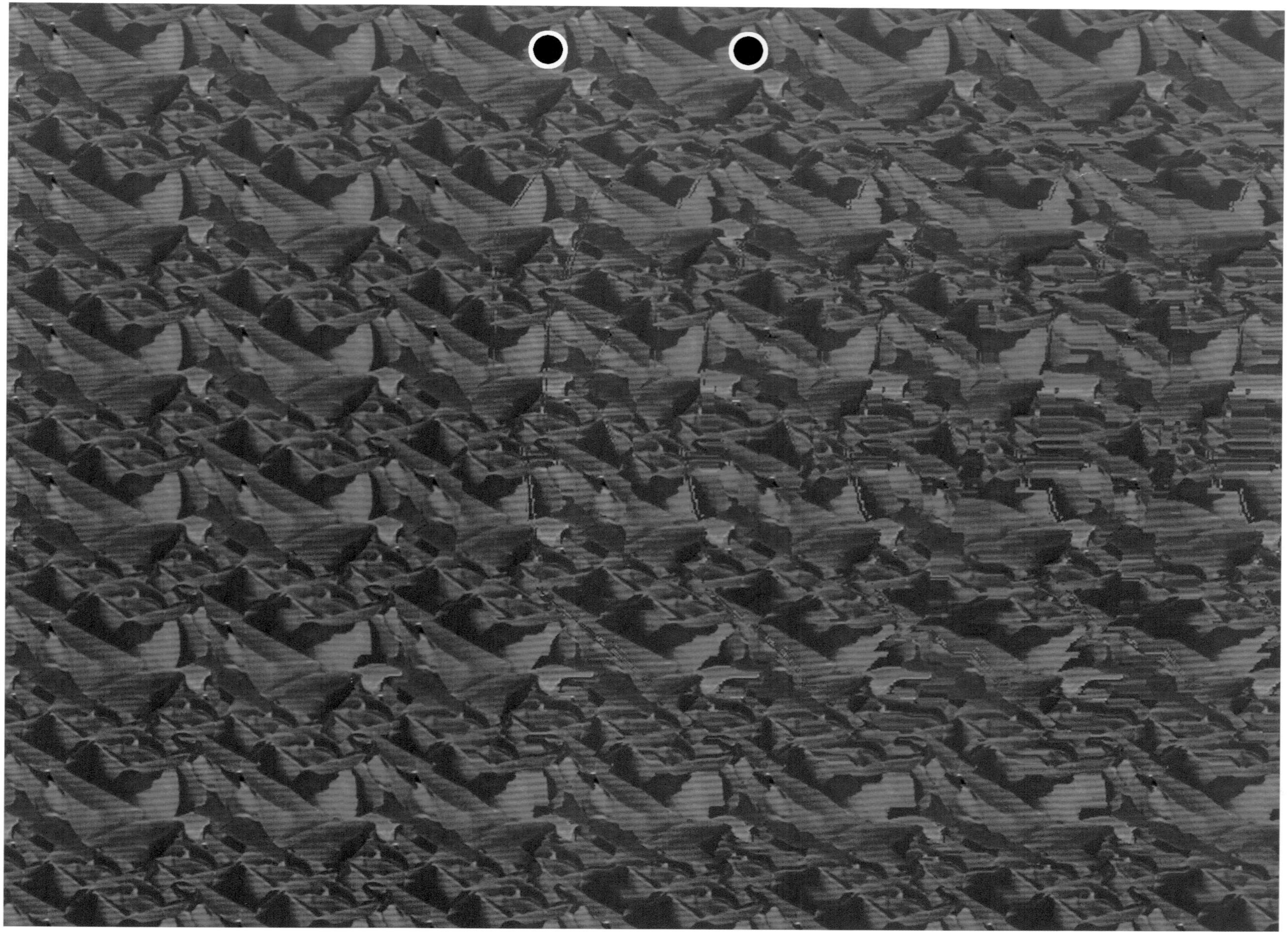

解答請見p44

3D立體圖❻

看起來像什麼呢？　提示：日本第一

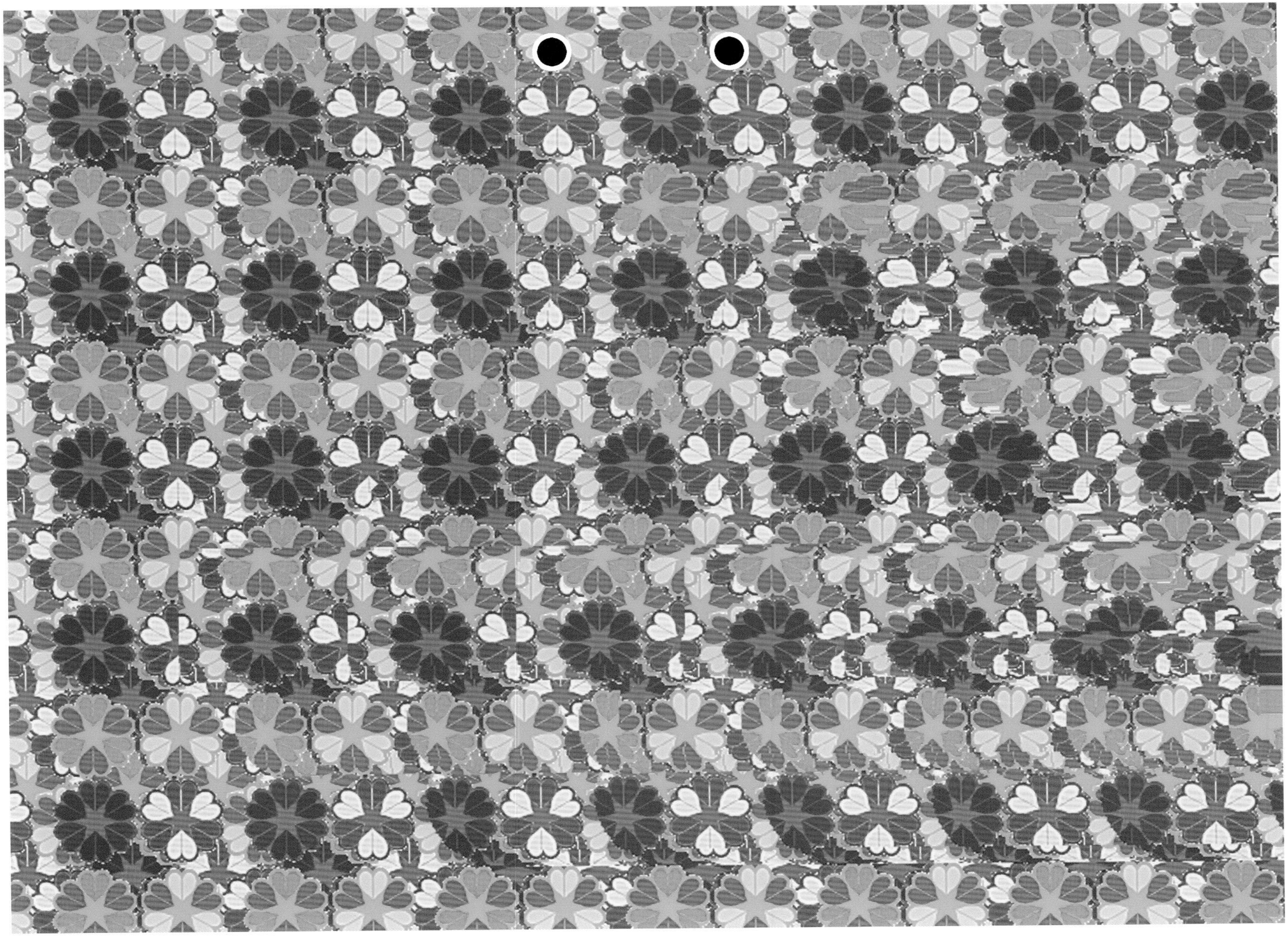

解答請見p44

3D立體圖⑦

看起來像什麼呢？　提示：會在沙灘上產卵

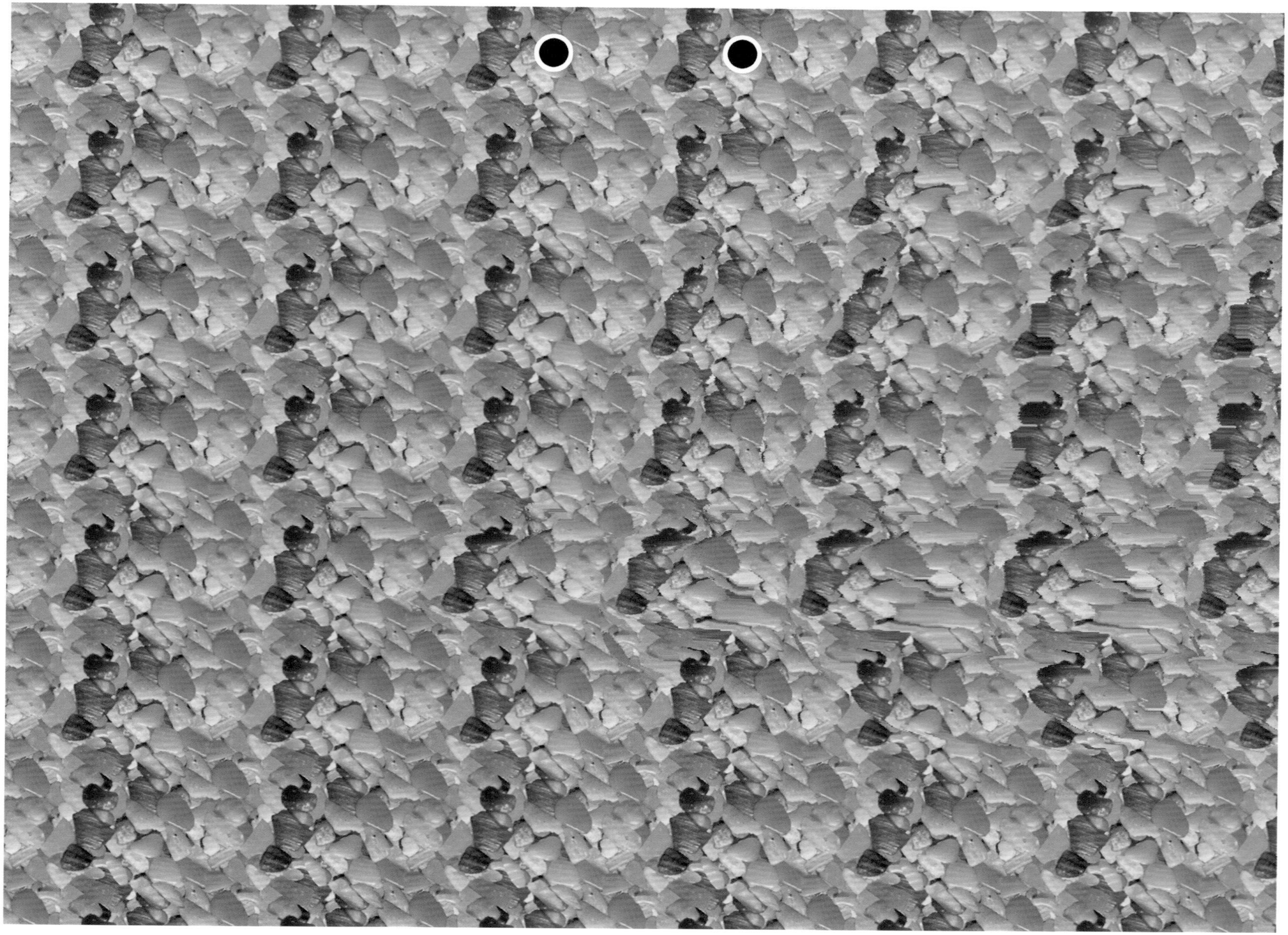

解答請見p 44

3D立體圖⑧

看起來像什麼呢？　提示：在春天綻放的可愛花朵

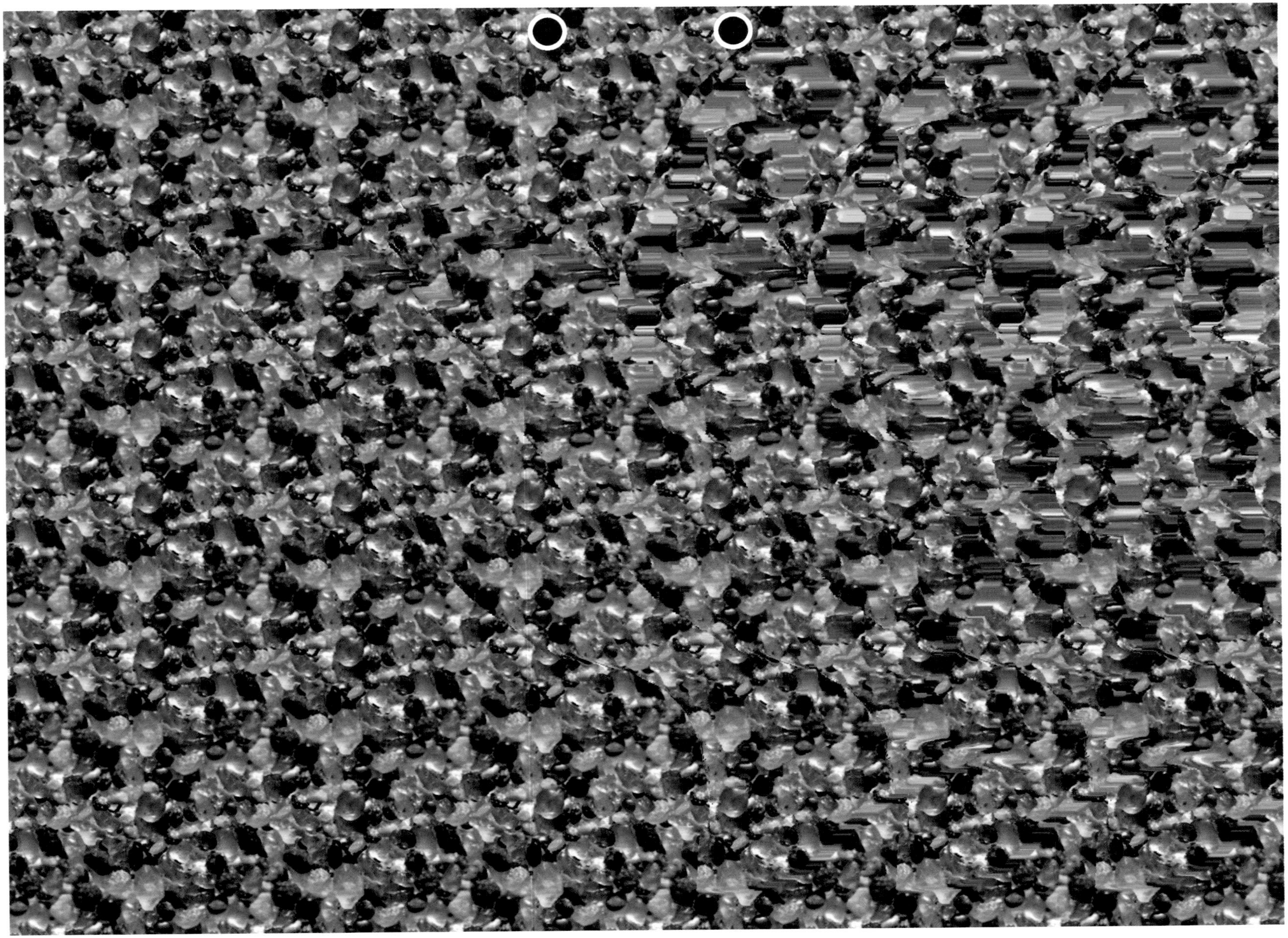

解答請見 p 44

3D立體圖❾

看起來像什麼呢？　提示：迎風向前

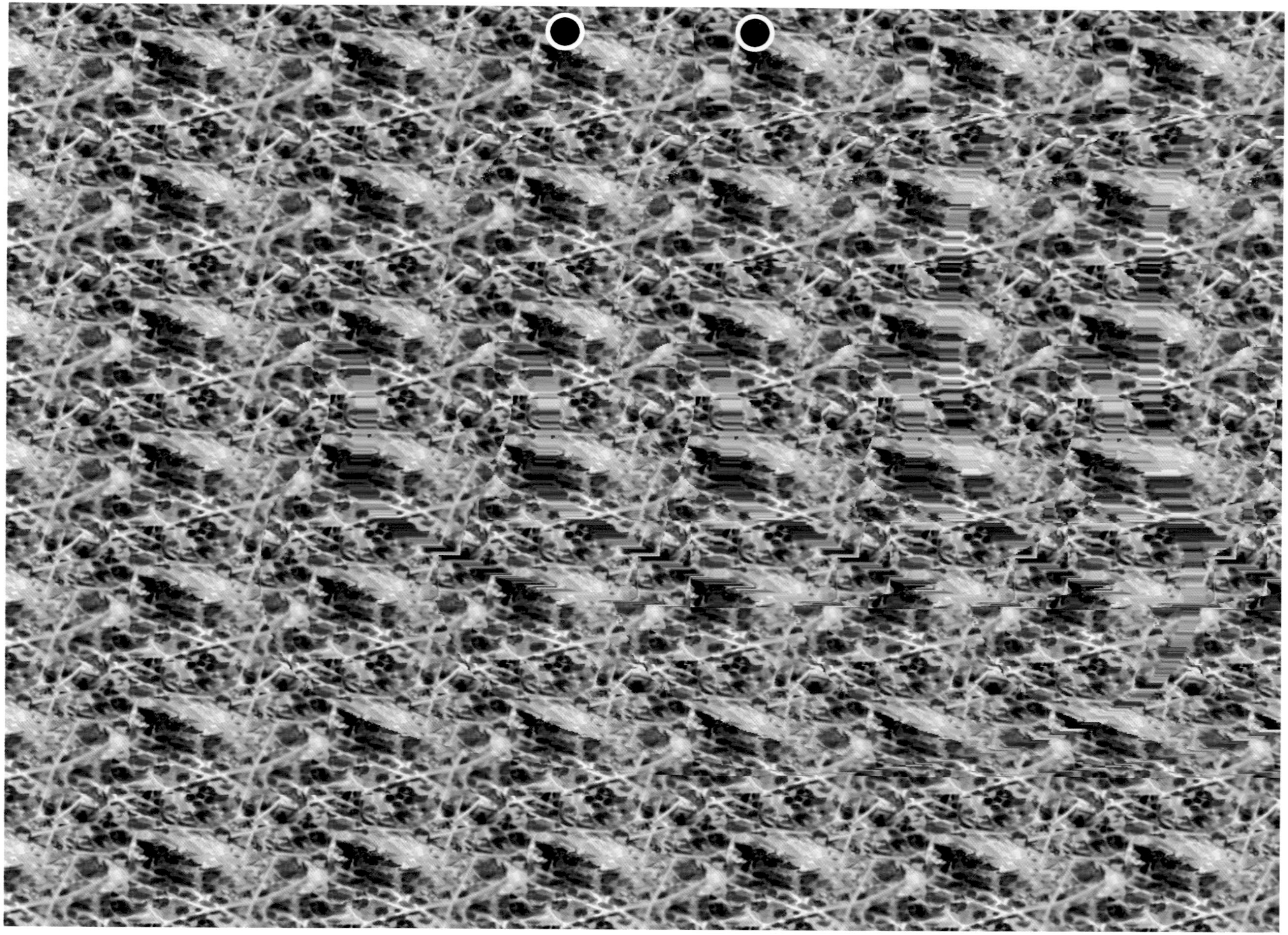

解答請見p44

3D立體圖⑩ 看起來像什麼呢？ 提示：漫步非洲大草原

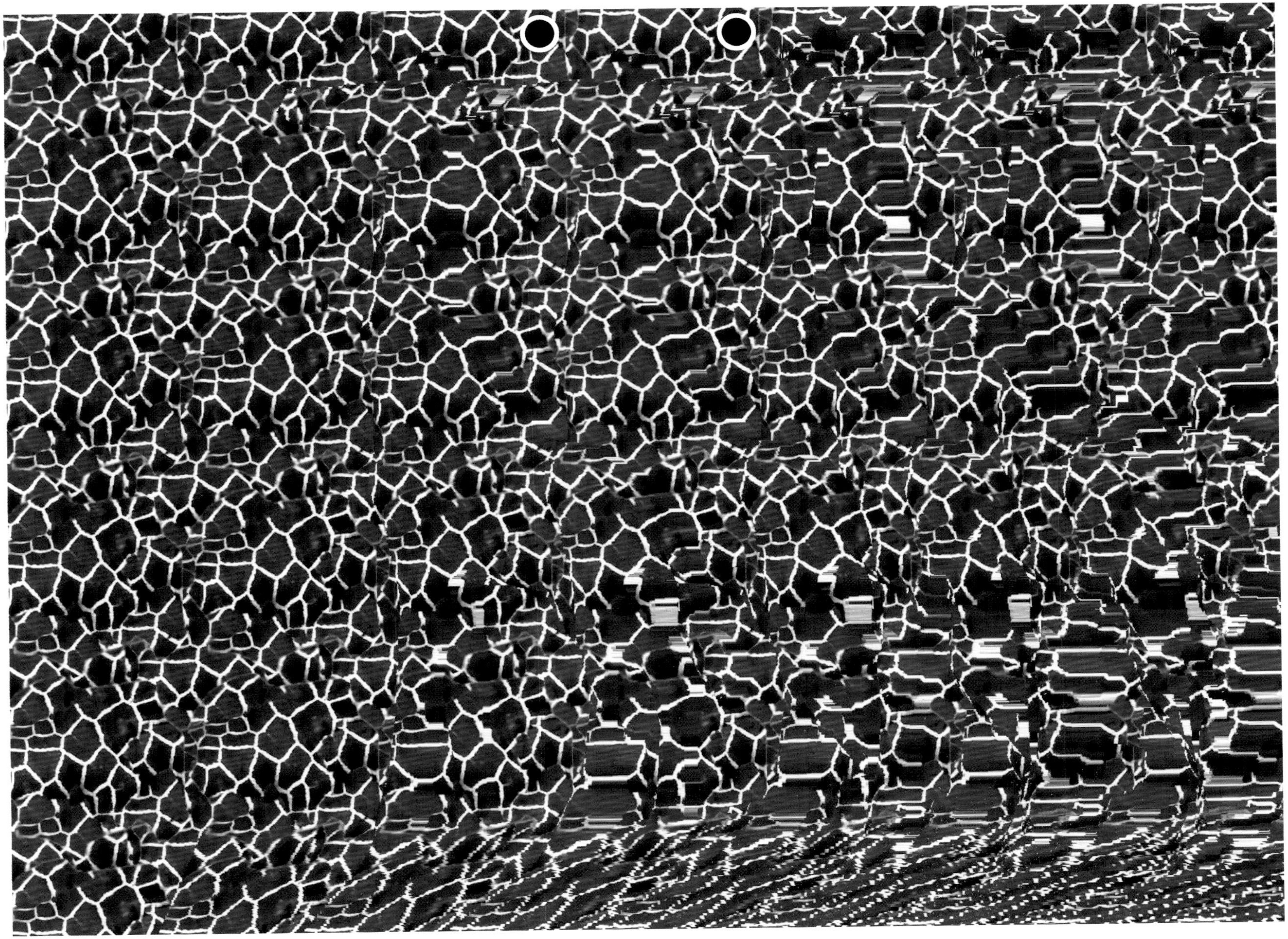

解答請見p44

3D art answer 3D圖解答

P34 ……蝴蝶
P35 ……芭蕾舞者
P36 ……暴龍
P37 ……雨傘
P38 ……玫瑰
P39 ……富士山
P40 ……海龜
P41 ……鈴蘭
P42 ……帆船
P43 ……長頸鹿

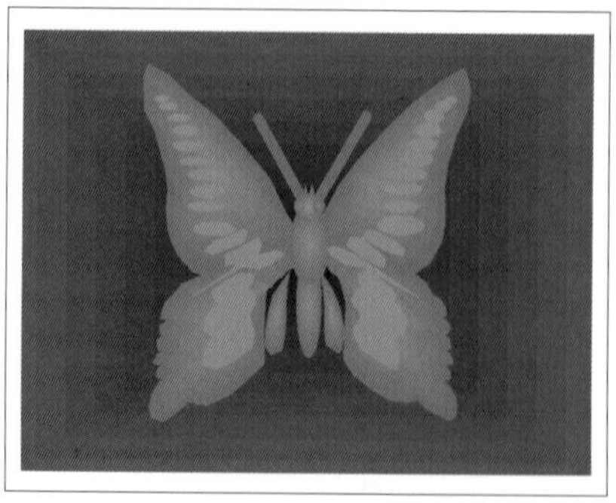
P34

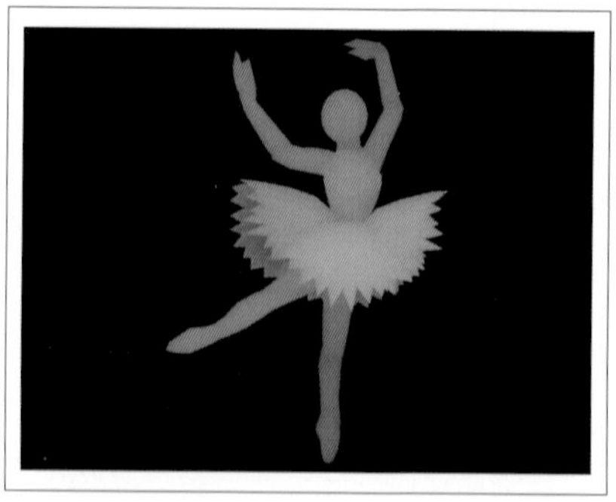
P35

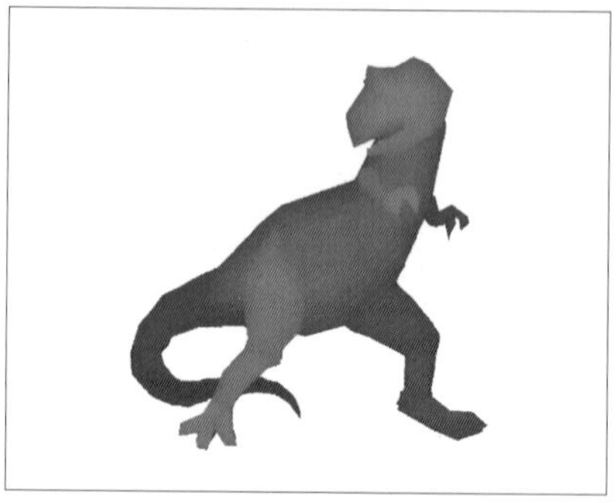
P36

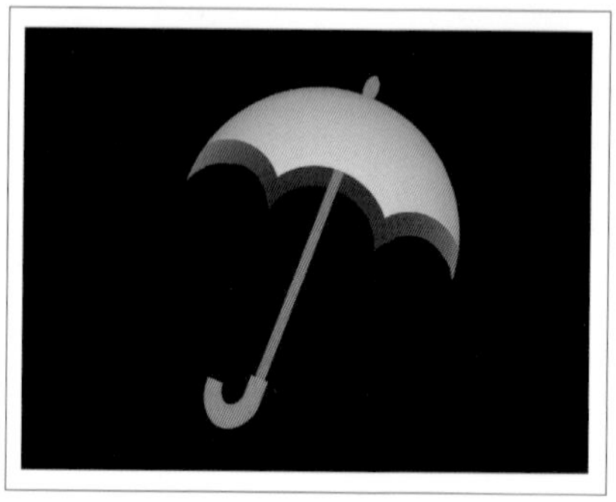
P37

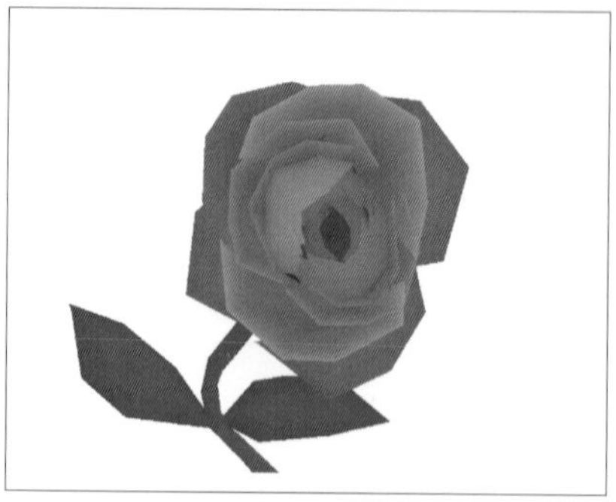
P38

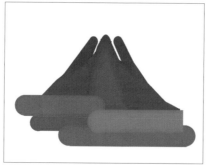

P39

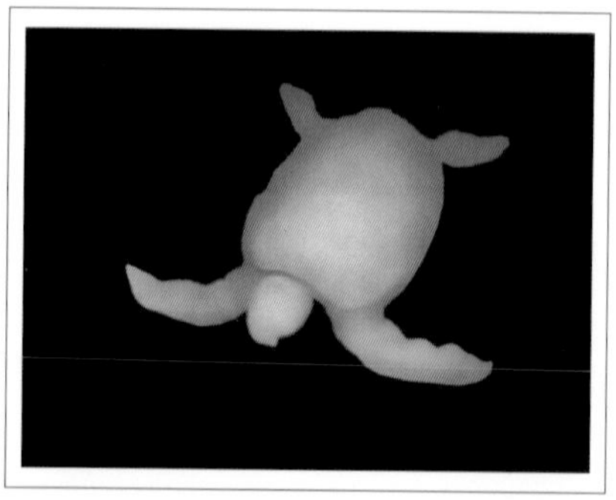
P40

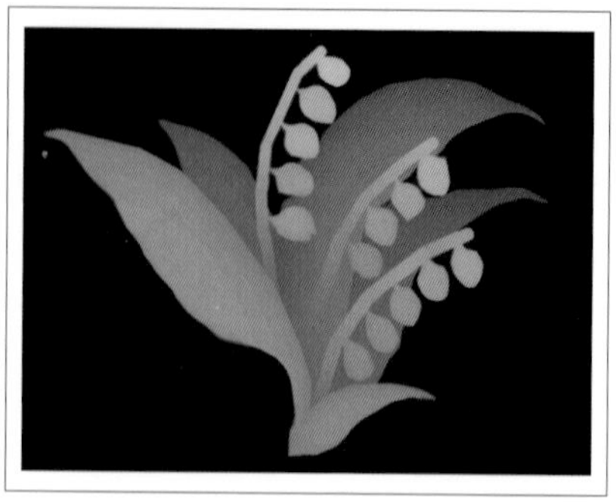
P41

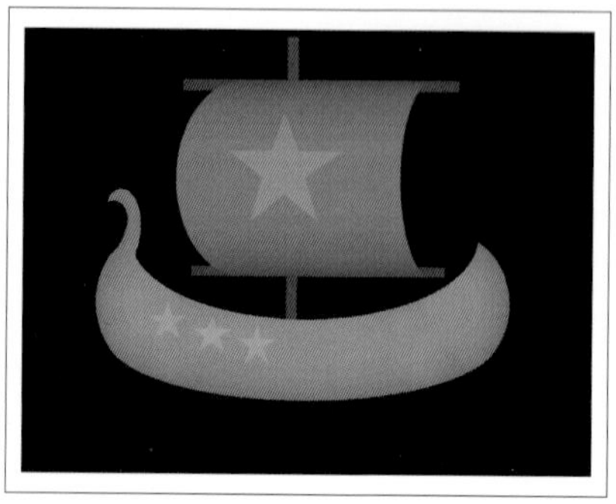
P42

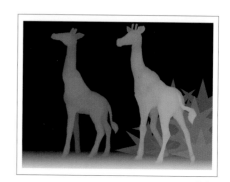

P43

天天做眼球運動，擁抱「亮眼人生」！

「7日眼球操」是一套能夠隨時在家練習的視力保健法，既簡單又省時，您覺得效果如何呢？開始練習的人或許已經感覺到它的效果了吧！**只要每天揮一揮訓練棒，讓眼球操融入您的生活，一天5分鐘，就能讓眼睛不再緊繃及疲勞。**

本書介紹的眼球操，幾乎所有人都能輕鬆地持之以恆。當您因為長時間觀看電視、書籍、電腦而眼睛疲勞，或是有近視、老花眼的困擾，請務必保持恆心，試著做「7日眼球操」。相信不只是健康的雙眸，您的身心也能重拾往日的清新愉快！

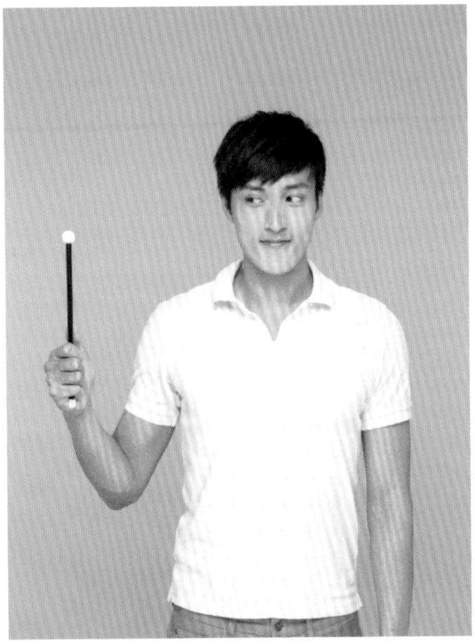

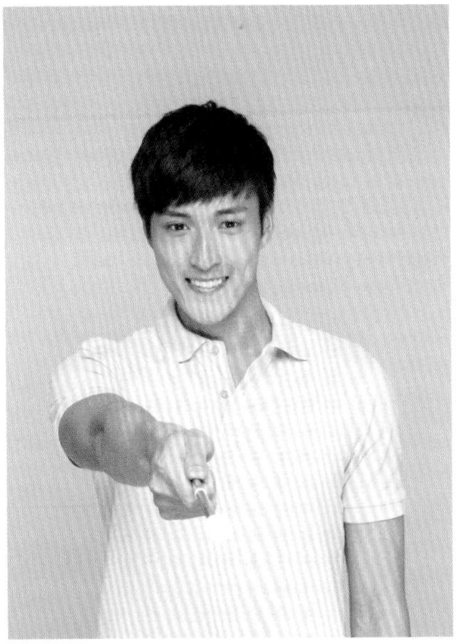

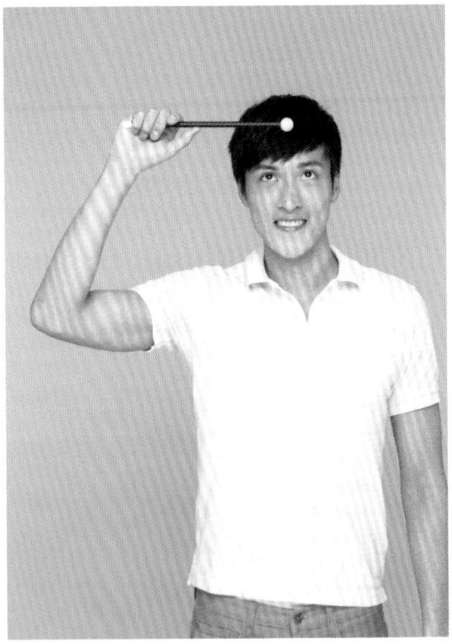

3 公尺視力檢查表

※請將此表放大3倍（**300%**）影印，貼在牆面上，距離3公尺左右觀看，作為檢查視力的標準。

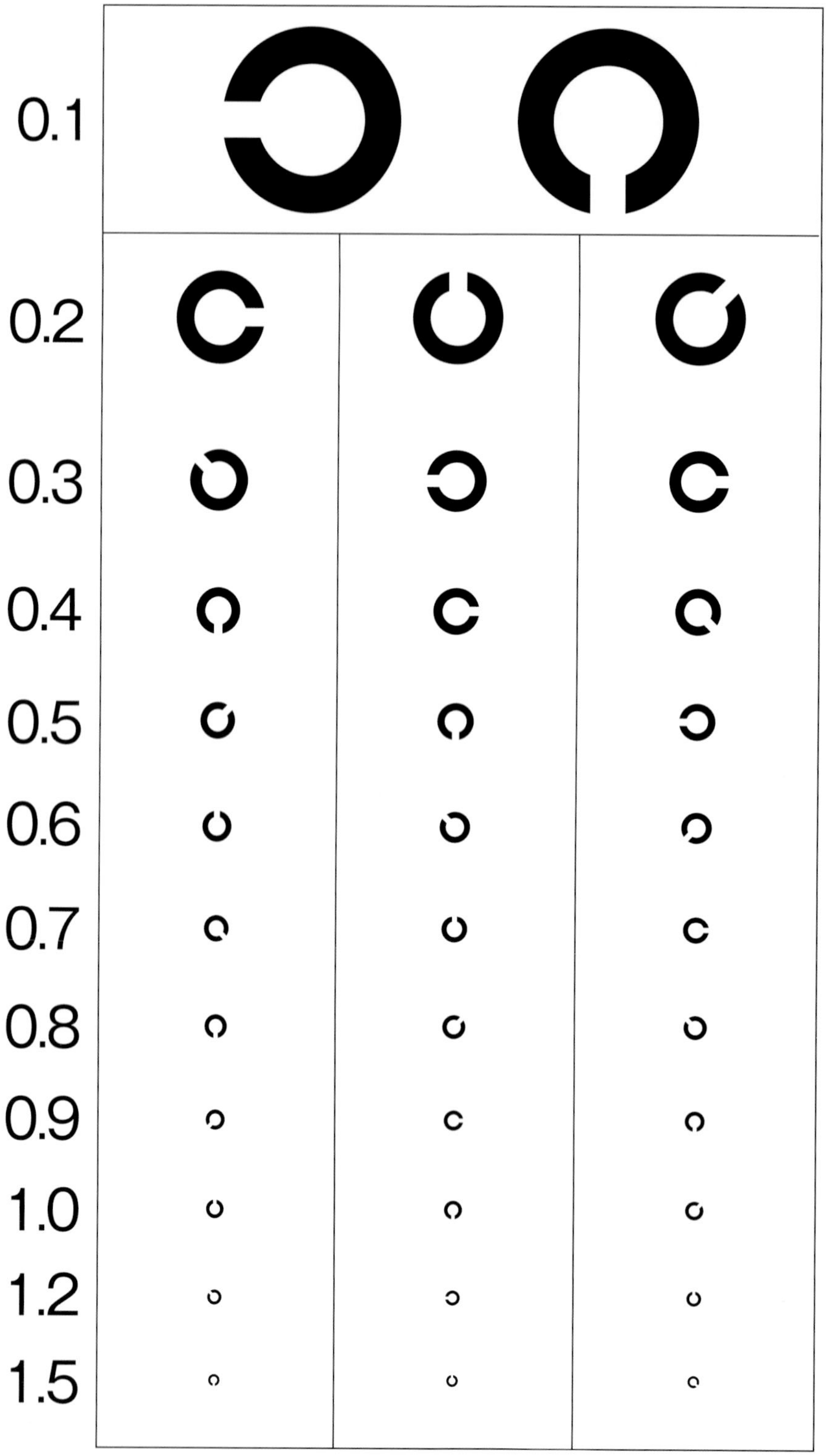

0.1
0.2
0.3
0.4
0.5
0.6
0.7
0.8
0.9
1.0
1.2
1.5

眼球保健穴道速查表

請針對以下6個穴道，一邊慢慢數8拍，一邊以定點畫圓的方式按壓。

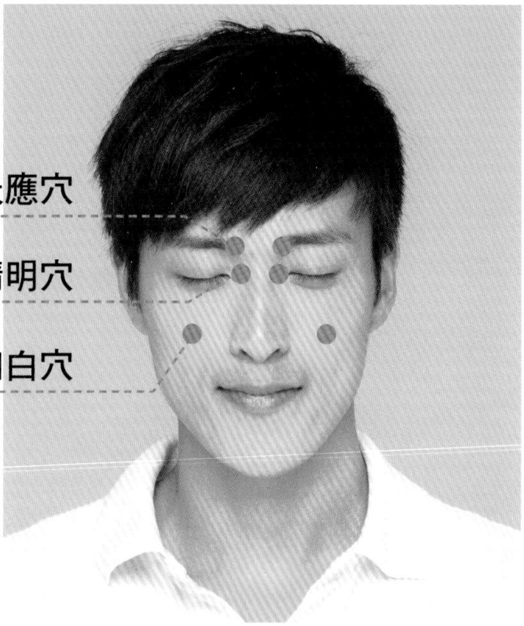

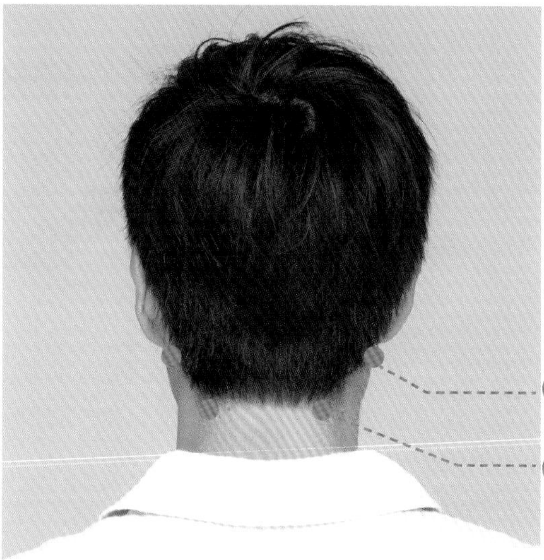

做完「每日的眼球操」後刺激這些穴道，保健雙眼更加全面俱到！

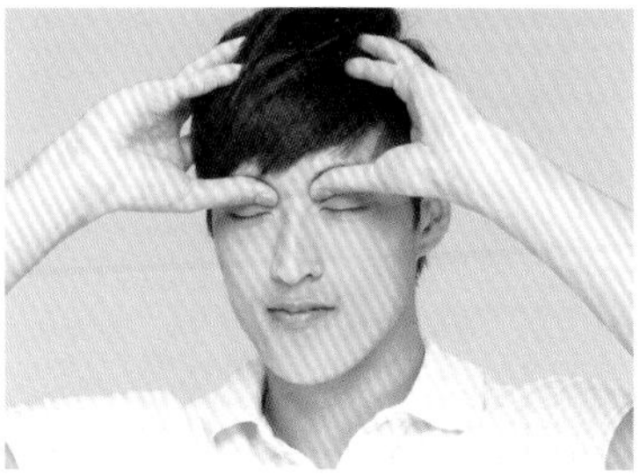

❶ 天應穴

位在眉頭內側凹陷處。以姆指指腹畫圓按壓，其他四根指頭自然地放在額頭上一起按壓。

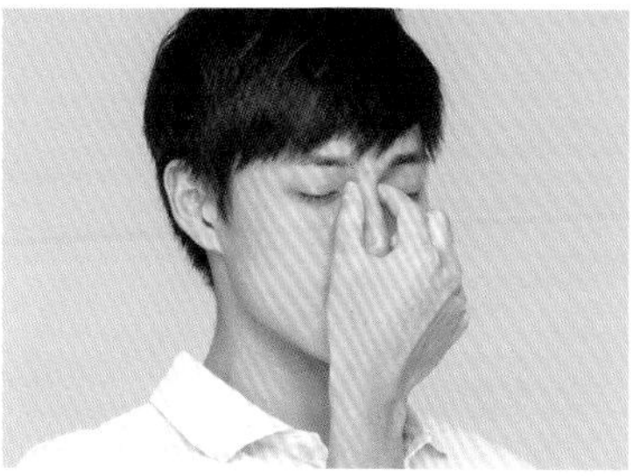

❷ 睛明穴

位在鼻樑兩側的凹陷處。以拇指和食指指腹夾住按壓。

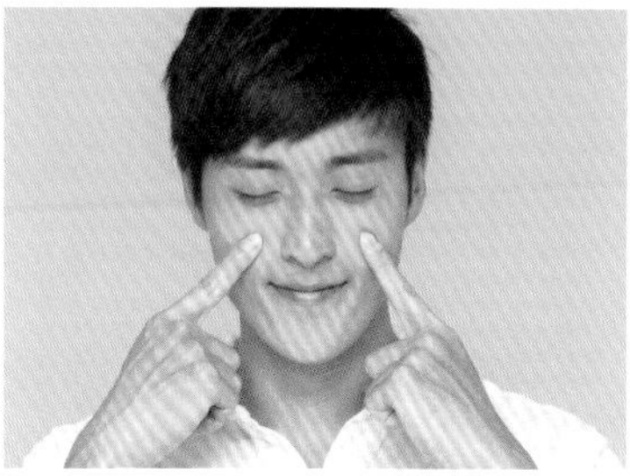

❸ 四白穴

將雙手食指與中指伸直，靠在鼻翼兩側，再把中指縮回，接著按壓食指的位置。

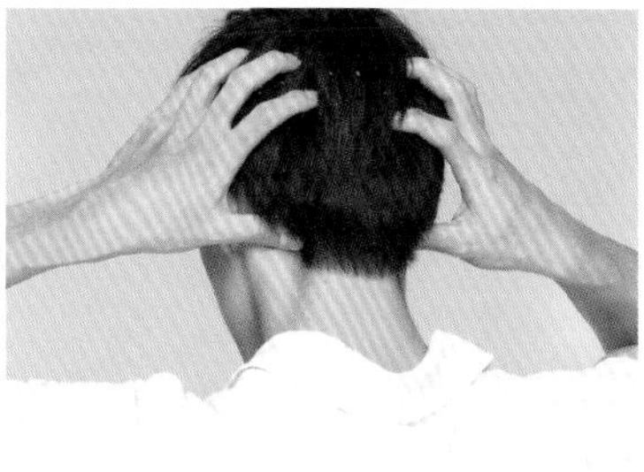

❹ 風池穴

按壓耳垂後方突起處下側，與頸部後方髮際線算起約一個拇指寬的上方，這兩點的中間。

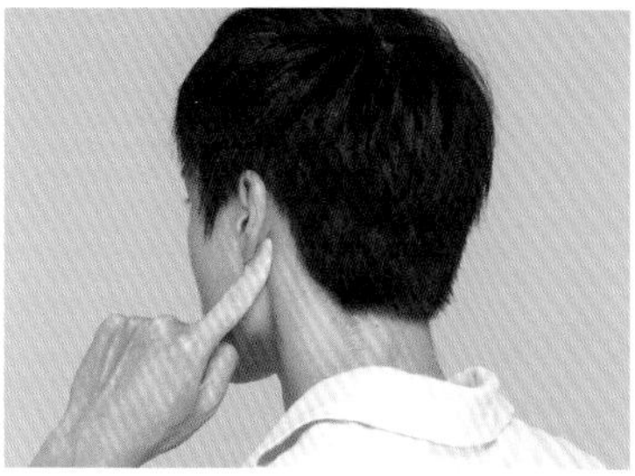

❺ 翳風穴

以食指指腹按壓耳垂後方突起處下側與耳垂之間的凹陷處。

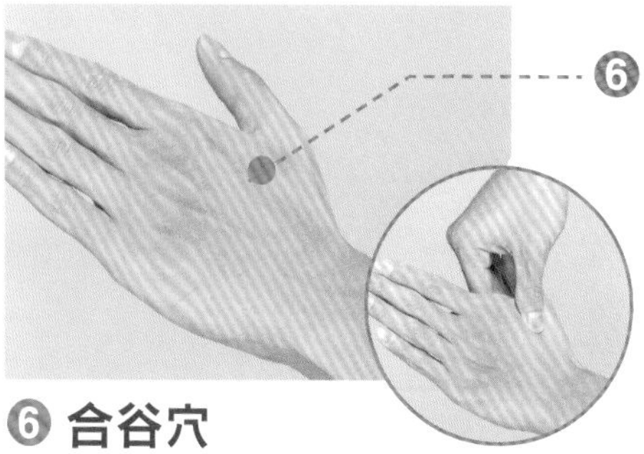

❻ 合谷穴

以拇指關節按住另一手的虎口，按壓拇指前端處。